U0879192

全国高等教育自学考试指定教材

实用卫生统计学

［含：实用卫生统计学自学考试大纲］

（2023 年版）

全国高等教育自学考试指导委员会　组编

主　编　康晓平

编　委（按姓名汉语拼音排序）

陈宏达　何平平　康晓平　易伟宁　郑迎东

北京大学医学出版社

SHIYONG WEISHENG TONGJIXUE

图书在版编目（CIP）数据

实用卫生统计学 / 康晓平主编．—北京：北京大学医学出版社，2023.9
ISBN 978-7-5659-2976-2

Ⅰ. ①实… Ⅱ. ①康… Ⅲ. ①卫生统计 - 高等教育 - 自学考试 - 教材 Ⅳ. ① R195.1

中国国家版本馆 CIP 数据核字（2023）第 173792 号

实用卫生统计学

主　　编： 康晓平
出版发行： 北京大学医学出版社
地　　址：（100191）北京市海淀区学院路 38 号　北京大学医学部院内
电　　话： 发行部 010-82802230；图书邮购 010-82802495
网　　址： http://www.pumpress.com.cn
E-mail： booksale@bjmu.edu.cn
印　　刷： 北京瑞达方舟印务有限公司
经　　销： 新华书店
责任编辑： 郭　颖　孙敬怡　**责任校对：** 靳新强　**责任印制：** 李　啸
开　　本： 787 mm × 1092 mm　1/16　**印张：** 12.5　**字数：** 308 千字
版　　次： 2023 年 9 月第 1 版　2023 年 9 月第 1 次印刷
书　　号： ISBN 978-7-5659-2976-2
定　　价： 40.00 元

组编前言

21 世纪是一个变幻莫测的世纪，是一个催人奋进的时代。科学技术飞速发展，知识更替日新月异。希望、困惑、机遇、挑战，随时随地都有可能出现在每一个社会成员的生活之中。抓住机遇，寻求发展，迎接挑战，适应变化的制胜法宝就是学习——依靠自己学习、终身学习。

作为我国高等教育组成部分的自学考试，其职责就是在高等教育这个水平上倡导自学、鼓励自学、帮助自学、推动自学，为每一个自学者铺就成才之路。组织编写供读者学习的教材就是履行这个职责的重要环节。毫无疑问，这种教材应当适合自学，应当有利于学习者掌握和了解新知识、新信息，有利于学习者增强创新意识，培养实践能力，形成自学能力，也有利于学习者学以致用，解决实际工作中所遇到的问题。具有如此特点的书，我们虽然沿用了“教材”这个概念，但它与那种仅供教师讲、学生听，教师不讲、学生不懂，以“教”为中心的教科书相比，已经在内容安排、编写体例、行文风格等方面都大不相同了。希望读者对此有所了解，以便从一开始就树立起依靠自己学习的坚定信念，不断探索适合自己的学习方法，充分利用自己已有的知识基础和实际工作经验，最大限度地发挥自己的潜能，达成学习的目标。

欢迎读者提出意见和建议。

祝每一位读者自学成功。

全国高等教育自学考试指导委员会

2022 年 8 月

目　录

全国高等教育自学考试

实用卫生统计学
自学考试大纲

全国高等教育自学考试指导委员会　制定

大纲前言

为了适应社会主义现代化建设事业的需要，鼓励自学成才，我国在 20 世纪 80 年代初建立了高等教育自学考试制度。高等教育自学考试是个人自学、社会助学和国家考试相结合的一种高等教育形式。应考者通过规定的专业考试课程并经思想品德鉴定达到毕业要求的，可获得毕业证书；学历被国家承认并按照规定享有与普通高等学校毕业生同等的有关待遇。经过 40 多年的发展，高等教育自学考试为国家培养造就了大批专门人才。

课程自学考试大纲是规范自学者学习范围、要求和考试标准的文件。它是按照专业考试计划的要求，具体指导个人自学、社会助学、国家考试及编写教材的依据。

随着社会经济的快速发展，新的法律法规不断出台，科技成果不断涌现，原大纲中有些内容过时、知识陈旧。为更新教育观念，深化教学内容方式、考试制度、质量评价制度改革，使自学考试更好地提高人才培养的质量，各专业委员会按照专业考试计划的要求，对原课程自学考试大纲组织了修订或重编。

修订后的大纲，在层次上，本科参照一般普通高校本科水平，专科参照一般普通高校专科或高职院校的水平；在内容上，及时反映学科的发展变化，增补了自然科学和社会科学近年来研究的成果，对明显陈旧的内容进行了删减，以更好地指导应考者学习使用。

全国高等教育自学考试指导委员会

2023 年 5 月

I　课程性质与课程目标

一、课程性质和特点

卫生统计学是运用数理统计的基本原理和方法对预防医学和公共卫生领域中的科学研究进行设计，以及研究资料的收集、整理和分析的一门应用科学。是透过众多偶然因素揭示事物客观规律的重要手段和工具。

设置本课程的目的是让学生了解卫生统计学的基本理论和方法，一方面，培养学生重视原始数据的完整性、准确性的意识，以及对数据处理有严肃、认真的科学态度。另一方面，培养学生的统计思维能力，为学会运用基本统计方法和计算手段，处理和分析食品卫生、营养与健康实际工作中的调查资料和实验数据打下基础。

二、课程目标

本课程设置的目标使学生能够：

1. 掌握计量资料的平均数指标和变异指标的概念、计算及其应用。
2. 掌握分类资料的各种相对数指标的概念、计算及其应用。
3. 掌握标准差和标准误的概念、区别及其应用。
4. 掌握计量资料的两组样本资料（含配对设计）的假设检验（t 检验和 Z 检验）。
5. 掌握分类资料的两组样本资料（含配对设计）的假设检验（四格表 χ^2 检验）。
6. 熟悉线性相关和回归的概念、相关系数和回归系数的含义、统计结果的解释。
7. 熟悉统计表的制作要求、各种统计图的适用资料及应用。
8. 熟悉调查设计的抽样方法、实验设计的三要素和三原则。
9. 了解卫生统计学常用的基本概念、资料类型、统计工作步骤。
10. 了解正态分布、标准正态分布和 t 分布的概念及其应用。
11. 了解假设检验的概念、适用资料、检验步骤及其各种检验方法（如 t 检验、Z 检验、方差分析、秩和检验、χ^2 检验）的应用条件。

三、与相关课程的联系与区别

学习本课程应该具备与卫生统计学科密切相关的学科理论和知识基础；具备与卫生统计实践密切相关的专业知识和基本计算能力。实用卫生统计学课程与预防医学专业的流行病学关系较密切，都属于方法学课程，但流行病学主要介绍描述性指标的应用以及流行病学调查方法。卫生统计学与生物统计学、医学统计学等统计学课程较为相似，统计学理论、假设检验方法等基本概念是一样的，主要区别是应用领域不同，卫生统计学主要应用于预防医学和公共卫生领域的数据收集、整理和分析。

四、课程的重点与难点

卫生统计学的基本概念、常用统计指标的计算和应用、参数估计和假设检验的方法、统计结果的表达和解释，以及实验设计和调查设计的基本方法是这门课程的核心内容。计量资料的平均数指标和离散指标的计算，以及应用；分类资料的相对数指标的计算及应用；计量资料的两组样本资料（含配对设计）的假设检验；分类资料的两组样本资料（含配对设计）的假设检验，以及统计表与统计图是本课程的重点。调查设计和实验设计的基本原则与方法是本课程的次重点。正态分布、标准正态分布和 t 分布的概念及其应用；标准差和标准误的概念及其应用；假设检验的概念及其各种检验方法的应用；线性相关和回归的概念和统计结果的解释是本课程的难点。综上所述，难点就是要会识别不同资料类型的基本统计概念和方法，结合实例理解各种统计方法在实际工作中的正确应用；能够对已有的样本数据选择合适的统计方法进行处理和分析，并结合专业知识对统计结果做出合理的解释。这门课程的其他内容作为学习考核的一般要求，因此，学习本课程必须注重练习，最好的方法是多做练习，至少对照本书各章节的案例和习题亲自做一遍加深知识点的记忆和理解。该大纲带星号（*）的内容不作为考核要求。

Ⅱ　考核目标

本大纲在考核目标中，按照识记、领会、简单应用和综合应用四个层次规定了考生应达到的能力层次要求。四个能力层次是递升的关系，后者必须建立在前者的基础上。各能力层次的含义如下。

识记（Ⅰ）：要求考生能够识别和记忆本课程中有关统计概念和方法的主要内容（如定义、含义、类别、性质、表达式、公式、统计指标及特征符号、统计方法及特点等），并能够根据考核的不同要求，做正确的表述、选择和判断。

领会（Ⅱ）：要求考生能够领悟和理解本课程中有关统计概念及方法的内涵及外延，理解统计概念、各种指标、计算方法的确切含义，各种指标、计算方法、假设检验的适用条件，能够理解相关知识、指标、方法的区别和联系，并能根据考核的不同要求对统计概念做出正确的判断、解释和说明。

简单应用（Ⅲ）：要求考生能够根据已知的知识和公共卫生实例，运用统计方法进行计算和分析描述性指标，做总体参数的统计推断、假设检验，并得出正确的结论或做出正确的判断，并能把检验步骤正确地表达出来。简单应用就是运用本课程中的 1 个或 2 个知识点，利用单一的统计方法分析和解决实际应用中的调查或实验数据，如计算和解释等。

综合应用（Ⅳ）：对考生的要求同上述简单应用提到的内容。不同的是，综合应用要会运用本课程中的多个知识点，利用 1 种以上统计方法分析和解决实际应用中的调查或实验数据，如计算和解释等。

Ⅲ 课程内容与考核要求

第一章 绪论

一、学习目的和要求

本章是《实用卫生统计学》的绪论，是本教材第二章~第九章内容所涉及的主要概念的归纳和提炼。学习本章要求了解资料与变量、总体与观察单位、同质与变异、样本与随机抽样、抽样研究、参数与统计量、概率与频率的概念；理解统计描述与统计推断的概念；了解统计工作的基本步骤；重点理解统计资料的类型和误差的种类。明确开设和学习这门课程的目的，提高学习的自觉性和积极性，为学好本课程奠定基础。

二、课程内容

第一节 卫生统计学的内容

第二节 统计资料的类型

1. 计量资料

2. 分类资料

（1）无序分类资料（计数资料）

（2）有序分类资料（等级资料）

3. 数据转换 *

4. 资料与变量

第三节 统计学基本概念

1. 总体与观察单位

2. 同质与变异

3. 样本与随机抽样

4. 抽样研究

5. 参数与统计量

6. 统计描述与统计推断

7. 误差

8. 概率与频率

第四节　统计工作的基本步骤

1. 设计
2. 收集资料
3. 整理资料
4. 分析资料

三、考核知识点与考核要求

1. 统计资料的类型

识记：计量资料、无序分类资料（计数资料）、有序分类资料（等级资料）这三种资料的统计指标。

领会：①三种资料类型的特点及其区别；②三种资料的基本含义；③资料与变量。

简单应用：①将实际例子做统计资料分类，或者会判断实际例子属何种资料类型；②会用实际例子判断数值变量、二分类变量、无序多分类变量、有序分类变量。

2. 统计学基本概念

识记：总体与观察单位、同质与变异、样本与随机抽样、抽样研究、参数与统计量、统计描述与统计推断、误差（系统误差、随机测量误差、抽样误差）、概率与频率的基本含义。

领会：样本和总体的关系；参数与统计量的区别；统计描述与统计推断的区别；系统误差、随机测量误差和抽样误差的特点及其区别。

简单应用：会用实际例子判断样本资料的误差，如系统误差、随机测量误差和抽样误差。

3. 统计工作的基本步骤

识记：四个基本步骤。

领会：①资料来源和统计资料的要求；②资料的代表性和可比性。

简单应用：会将原始数据按资料类型进行分组整理。

四、本章重点、难点

本章重点为：三种资料类型的含义、特点及其区别；常用统计学基本概念的含义、特点及区别；统计工作的四个基本步骤。对于本章考核知识点的其他内容均为次重点及一般要求。难点也是重点：将实际例子做统计资料分类，或者会判断实际例子属何种资料类型及变量名称；会用实际例子判断样本资料的误差，如系统误差、随机测量误差和抽样误差。

第二章　计量资料的统计描述

一、学习目的和要求

本章介绍了计量资料统计描述的指标，重点是计量资料的平均数指标和离散指标的计算及其应用。学习本章要求了解频数表的制作和用途、频数分布的特征和类型、正态分布的面积规律及用途、正态分布和标准正态分布的关系；理解标准正态变换；掌握描述计量资料集中趋势和离散趋势的常用指标的适用条件和计算，掌握正态分布资料95%和99%的个体观察值所在范围估计（参考值范围）；重点掌握3种平均数的适用条件、标准差和变异系数的适用条件。

二、课程内容

第一节　计量资料的频数表

1. 频数表的编制
2. 频数分布的两个特征
3. 频数分布的类型
4. 频数表的用途

第二节　描述集中趋势的指标

1. 算术平均数
2. 几何均数
3. 中位数

第三节　描述离散趋势的指标

1. 极差
2. 四分位数间距
3. 方差
4. 标准差
5. 变异系数

第四节　正态分布及其应用

1. 正态分布的概念和特征
2. 正态曲线下面积的分布规律
3. 正态分布的应用

三、考核知识点与考核要求

1. 计量资料的频数表

识记：频数分布的类型。

领会：频数分布的两个特征；频数表的用途。

2. 描述集中趋势的指标

识记：均数、几何均数、中位数的概念。

领会：均数、几何均数、中位数的适用条件。

简单应用：①会用直接法计算均数、中位数；②会选择所提供的公式，计算几何均数。

3. 描述离散趋势的指标

识记：极差、四分位数间距、标准差、变异系数的概念。

领会：①极差、四分位数间距、方差、标准差、变异系数的适用条件；②标准差的意义；③标准差和变异系数的区别。

简单应用：会选择提供的公式，计算极差、方差、标准差和变异系数。

4. 正态分布及其应用

识记：①标准正态曲线下的面积分布规律；②标准正态分布的均数和标准差。

领会：①标准正态变换（或 Z 值的计算和意义）；②正态分布的两个参数；③正态曲线下 95% 的个体观察值所在范围或称参考值范围（或 $\overline{X} \pm 1.96S$）；④正态曲线下 99% 的个体观察值所在范围或称参考值范围（或 $\overline{X} \pm 2.58S$）。

综合应用：已知实际资料的均数 $\overline{X}$ 和标准差 S，会利用正态曲线下面积的分布规律进行个体观察值所在范围（或参考值范围）的估计，即会将数据代入 $\overline{X} \pm 1.96S$ 或 $\overline{X} \pm 2.58S$ 进行计算，并对结果做出正确解释。

四、本章重点、难点

本章重点为：频数分布类型；均数、几何均数、中位数的概念和适用条件；用直接法计算均数、中位数；极差、四分位数间距、方差、标准差、变异系数的概念和适用条件；会识别公式计算标准差和变异系数；正态曲线下 95% 的个体观察值所在范围或称参考值范围（或 $\overline{X} \pm 1.96S$）的理解、解释和计算。对于本章考核知识点的其他内容均为次重点及一般要求。难点也是重点：已知实际资料的均数 $\overline{X}$ 和标准差 S，会利用正态曲线下面积的分布规律进行个体观察值所在范围（或参考值范围）的估计，即会将数据代入 $\overline{X} \pm 1.96S$ 或 $\overline{X} \pm 2.58S$ 进行计算，并对结果做出正确解释。

第三章　分类资料的统计描述

一、学习目的和要求

本章介绍了分类资料的统计描述指标，重点是分类资料的 3 种相对数指标的计算及其应用。学习本章要求了解动态数列的概念和常用指标；理解 3 种相对数的概念和计算公式分子、分母；掌握常用相对数的计算和结果解释；重点掌握应用相对数时的注意事项，正确分析、应用率和构成比指标。

二、课程内容

第一节　常用相对数

1. 率

2. 构成比

3. 相对比

第二节　应用相对数时的注意事项

1. 构成比不能代替率

2. 计算相对数应有足够数量样本

3. 正确计算合计率

4. 注意资料的可比性
5. 对比不同时期资料应注意客观条件是否相同 *
6. 样本相对数间的比较应做假设检验

第三节　动态数列及其分析指标

1. 绝对增长量 *
2. 发展速度和增长速度
3. 平均发展速度和平均增长速度 *

第四节　率的标准化法 *

1. 标准化法的意义和基本思想
2. 标准化率的计算
3. 应用标准化率时的注意事项

三、考核知识点与考核要求

1. 常用相对数

识记：率、构成比、相对比 3 种常用相对数分子、分母的区别。

领会：①相对数的概念；② 3 种常用相对数的概念及实际应用中的特点、区别。

简单应用：会用实例计算 3 种相对数，并对结果做出正确解释。

2. 应用相对数时的注意事项

识记：正确计算合计率。

领会：资料的可比性。

综合应用：会识别、分析、解释实际例子中构成比代替率的错误应用。

3. 动态数列及其分析指标

识记：定基比和环比的计算属于相对比指标。

领会：①动态数列的概念；②发展速度与增长速度的概念。

四、本章重点、难点

本章重点为：率、构成比、相对比 3 种常用相对数分子、分母的区别；3 种常用相对数的概念，以及实际应用中的特点、区别；会用实例计算 3 种相对数，并对结果做出正确解释。对于本章考核知识点的其他内容均为次重点及一般要求。难点也是重点：会识别、分析、解释实际例子中构成比代替率的错误应用。

第四章　均数与率的参数估计

一、学习目的和要求

本章介绍均数与率（单个样本数据）的参数估计，重点是抽样误差与标准误的概念、总体均数与总体率的置信区间估计。学习本章要求了解 t 分布图形的特征；理解抽样误差的概念、标准差与均数标准误的区别；掌握均数及率的标准误的计算；重点掌握计算总体均数置信区间的方法、正态近似法计算总体率置信区间的方法及适用条件。对于计算，要求在所提供的公式中，能够选择正确的公式进行计算并对结果做出解释。

二、课程内容

第一节　抽样误差与标准误

1. 均数（率）的抽样误差

2. 标准误的计算及意义

（1）均数标准误的计算及意义

（2）率的标准误的计算及意义

第二节　t 分布

1. t 分布的概念 *

2. t 分布的图形和特征

第三节　总体均数及总体率的估计

1. 参数估计的概念

（1）点估计

（2）区间估计

2. 置信区间的计算

（1）总体均数置信区间的计算

（2）总体率置信区间的计算

三、考核知识点与考核要求

1. 抽样误差与标准误

识记：①均数抽样误差的统计指标 $S_{\overline{X}}$；②率的抽样误差的统计指标 S_p。

领会：①均数标准误与标准差以及样本含量的关系；②均数（率）抽样误差的概念。

简单应用：①均数及率的标准误的计算及结果解释；②标准差与均数标准误在意义、计算、主要应用方面的区别。

2. t 分布

领会：t 分布的图形和特征。

简单应用：当已知自由度 v 和概率 P（或 α）时，会根据 t 界值表查出单侧和双侧概率所对应的 t 界值。

3. 总体均数及总体率的估计

识记：①参数估计的概念；②点估计和区间估计的定义。

领会：①置信区间 $\overline{X} \pm 1.96S_{\overline{X}}$、$\overline{X} \pm 2.58S_{\overline{X}}$、$\overline{X} \pm 1.96S_p$、$\overline{X} \pm 2.58S_p$ 的含义；②$\overline{X} \pm t_{0.05/2,\,v}S_{\overline{X}}$ 和 $\overline{X} \pm 1.96S_{\overline{X}}$ 应用条件的区别。

简单应用：①会将实例数据代入公式计算并解释总体均数 95% 或 99% 置信区间；②会将实例数据代入正态近似法的公式计算并解释总体率 95% 或 99% 置信区间；③个体观察值的 95% 参考值范围与总体均数 95% 置信区间在计算及结果解释方面的区别。

四、本章重点、难点

本章重点为：均数标准误与标准差以及样本含量的关系；均数（率）抽样误差的概念；均数及率的标准误的计算及结果解释；参数估计的概念；置信区间$\overline{X} \pm 1.96S_{\overline{X}}$、$\overline{X} \pm 2.58S_{\overline{X}}$、$\overline{X} \pm 1.96S_p$、$\overline{X} \pm 2.58S_p$的含义；$\overline{X} \pm t_{0.05/2,\nu}S_{\overline{X}}$和$\overline{X} \pm 1.96S_{\overline{X}}$应用条件的区别。对于本章考核知识点的其他内容均为次重点及一般要求。难点也是重点：标准差与均数标准误在意义、计算、主要应用方面的区别；会将实例数据代入公式计算并解释总体均数 95% 或 99% 置信区间；会将实例数据代入正态近似法的公式计算并解释总体率 95% 或 99% 置信区间；个体观察值的 95% 参考值范围与总体均数 95% 置信区间在计算及结果解释方面的区别。

第五章　计量资料的假设检验

一、学习目的和要求

本章介绍计量资料的假设检验，重点是计量资料的两组样本资料（含配对设计）的假设检验。学习本章要求了解两个独立样本的方差齐性检验、了解适合做 t 检验的资料类型和研究设计、方差分析的适用资料和分析目的；了解秩和检验编秩次及求秩和的方法；理解假设检验的基本原理和基本步骤、假设检验的注意事项、单因素方差分析的检验假设及结果解释、参数检验和非参数检验的特点、秩和检验的适用条件；掌握常用的计量资料假设检验的计算方法与结果解释；重点掌握样本均数与已知总体均数比较的 t 检验、配对 t 检验，完全随机设计的 t 检验和 Z 检验的计算与结果解释。对于计算，要求在所提供的公式中，能够识别和选择正确的公式进行计算并对结果做出解释。

二、课程内容

第一节　假设检验的基本原理和基本步骤

1. 假设检验的基本原理

2. 假设检验的基本步骤

（1）建立检验假设，确定检验水准

（2）选定检验方法，计算检验统计量

（3）确定 P 值，做出统计推断

第二节　t 检验和 Z 检验

1. t 检验

（1）样本均数与已知总体均数比较的 t 检验

（2）完全随机设计的两样本均数 t 检验（成组设计）

（3）配对资料 t 检验

2. 完全随机设计的两样本均数 Z 检验（成组设计）

第三节　Ⅰ型错误和Ⅱ型错误 *

第四节　假设检验的注意事项

1. 假设检验的前提——可比性
2. 选用的假设检验方法应符合其应用条件
3. 正确理解假设检验过程中样本均数与总体均数间的关系
4. 正确理解“差别有统计学意义”的含义

第五节　方差分析

1. 方差分析的基本思想 *
2. 完全随机设计的单因素方差分析

第六节　秩和检验

1. 秩和检验的基本概念
2. 配对资料的符号秩和检验 *
3. 成组两样本资料的 Wilcoxon 秩和检验 *

三、考核知识点与考核要求

1. 假设检验的基本原理和基本步骤

识记：①假设检验的基本原理；②两样本均数假设检验的目的。

领会：①检验水准 α 的概念；②假设检验的三个基本步骤。

简单应用：能通过实例正确判断和选择单侧检验与双侧检验。

2. t 检验和 Z 检验

识记：检验结果 t 值和 t 临界值，以及 P 值的关系。

领会：① t 检验和 Z 检验适用条件的不同；②常用的 Z 界值（如 $Z_{0.05}=1.96$、$Z_{0.01}=2.58$）与其对应的 P 值；③ Z 检验和 3 种设计类型 t 检验的无效假设和备择假设及其符号表达；④ t 检验的自由度计算。

简单应用：会识别成组设计和配对设计的样本资料；会用实例识别和选择正确的公式，将数据代入计算样本均数与已知总体均数比较的 t 检验、配对 t 检验、完全随机设计的两组比较的 t 检验和 Z 检验；计算过程要求给出假设检验的三个步骤，并会根据 t 表和 P 值，对结果做出解释。

综合应用：在实例分析时，会将统计描述（如均数、标准差等指标及参考值范围）与统计推断（置信区间、t 检验及 Z 检验）综合应用。

3. 假设检验的注意事项

识记：正确理解“差别有统计学意义”的含义。

领会：①可比性的含义；②选用的假设检验方法应符合其应用条件；③正确理解假设检验过程中样本均数与总体均数间的关系。

4. 方差分析

识记：①方差分析的适用资料；②方差分析的目的。

领会：①单因素方差分析的无效假设和备择假设，以及检验结果解释；②三种变异来源及其关系。

5. 秩和检验

识记：①参数检验的概念；②非参数检验的特点。

领会：秩和检验的适用条件。

四、本章重点、难点

本章重点为：两样本均数假设检验的目的；假设检验的三个基本步骤；检验结果 t 值和 t 临界值，以及 P 值的关系；t 检验和 Z 检验适用条件的不同；常用的 Z 界值（如 $Z_{0.05}$=1.96、$Z_{0.01}$=2.58）与其对应的 P 值；两样本均数假设检验的无效假设和备择假设；选用的假设检验方法应符合其应用条件；正确理解假设检验过程中样本均数与总体均数间的关系；方差分析的适用资料；参数检验的概念；非参数检验的特点；秩和检验的适用条件。对于本章考核知识点的其他内容均为次重点及一般要求。难点也是重点：会识别成组设计和配对设计的样本资料；会用实例识别和选择正确的公式，计算样本均数与已知总体均数比较的 t 检验、配对 t 检验、完全随机设计的两组比较的 t 检验和 Z 检验；计算过程要求给出假设检验的三个步骤，并会根据 t 值和 P 值，对结果做出解释。在实例分析时，会将统计描述（如均数、标准差等指标及参考值范围）与统计推断（置信区间、t 检验及 Z 检验）综合应用。根据资料的分布特点，会对实例做出选择参数检验还是秩和检验的正确判断。

第六章　分类资料的假设检验

一、学习目的和要求

本章介绍了分类资料的假设检验方法，重点是二分类资料（计数资料）的两组样本资料（含配对设计）的假设检验。学习本章要求了解适合做卡方检验（χ^2 检验）的分类资料和设计类型、了解等级资料的秩和检验；了解四格表资料的 χ^2 检验的临界卡方值（χ^2 值）；理解 χ^2 检验的基本思想、χ^2 检验的步骤，例如四格表资料与行 × 列表资料的无效假设和备择假设、代入公式计算结果、检验结果的统计结论解释；会将成组设计和配对设计的分类资料整理成正确的四格表形式；掌握成组设计和配对四格表 χ^2 检验的计算和结果解释；重点掌握成组设计四格表 χ^2 检验的应用条件。关于公式，要求在所提供的公式中，能够选择正确的公式进行计算并对结果做出解释。

二、课程内容

本章介绍分类资料的假设检验，按分类资料的类型和检验目的分别介绍适合不同设计类型的分类资料比较的 χ^2 检验方法，及两组等级资料比较的秩和检验。

第一节　成组设计四格表资料的 χ^2 检验

1. 成组设计的四格表资料

2. χ^2 检验的基本思想

3. χ^2 检验的基本步骤

4. 四格表 χ^2 值的校正和 χ^2 检验的条件

第二节　多个样本率（或构成比）比较的 χ^2 检验

1. 多个独立样本率的比较

2. 两个独立样本构成比的比较

3. 行 × 列表 χ^2 检验的注意事项 *

第三节　配对设计四格表资料的 χ^2 检验

第四节　等级资料的秩和检验 *

三、考核知识点与考核要求

1. 分类资料的 χ^2 检验

识记：①了解适合做 χ^2 检验的分类资料和设计类型；②了解等级资料的秩和检验。

简单应用：会针对资料类型做出选择 χ^2 检验还是秩和检验的正确判断。

2. 成组设计四格表资料的 χ^2 检验

识记：①当 α=0.05 时，$\chi^2_{0.05,1}$=3.84（四格表的 χ^2 界值）；②当 α=0.01 时，$\chi^2_{0.01,1}$=6.63（四格表的 χ^2 界值）；③ χ^2 值和 P 值的关系；④四格表资料的自由度。

领会：① χ^2 值的含义；②成组四格表 χ^2 检验的适用条件；③成组四格表 χ^2 检验的无效假设和备择假设及其符号表达；④成组四格表 χ^2 检验的目的。

综合应用：①会将计数资料整理成正确的成组四格表形式，会计算最小理论数，并正确识别和选用适合的四格表 χ^2 检验专用公式，代入数据计算 χ^2 值；②计算过程要求给出假设检验的三个基本步骤，并会和 χ^2=3.84 的界值比较，对结果做出解释。

3. 多个样本率（或构成比）比较的 χ^2 检验

识记：①多个样本率 χ^2 检验的无效假设和备择假设及其符号表达；②两组构成比资料 χ^2 检验的无效假设和备择假设；③行 × 列表自由度 ν 的计算公式。

领会：多个样本率的 χ^2 检验当 P<0.05 时的结果解释。

4. 配对设计四格表资料的 χ^2 检验

识记：①配对四格表 χ^2 检验的无效假设和备择假设及其符号表达；②配对四格表资料的自由度。

领会：①配对四格表 χ^2 检验的适用条件；②会识别成组设计和配对设计的四格表资料。

综合应用：①会将计数资料整理成正确的配对四格表形式，会正确识别和选用适合的 χ^2 检验专用公式，代入数据计算 χ^2 值；②计算过程要求给出假设检验的三个步骤，并会和 χ^2=3.84 的界值比较，对结果做出解释。

四、本章重点、难点

本章重点为：适合做 χ^2 检验的分类资料和设计类型；χ^2 值的含义；成组四格表 χ^2 检验的适用条件；成组四格表 χ^2 检验的无效假设和备择假设；四格表资料的自由度；多个样本率 χ^2 检验的无效假设和备择假设；多个样本率的 χ^2 检验当 P<0.05 时的结果解释；

配对四格表 χ^2 检验的适用条件；会识别成组设计和配对设计的四格表资料；成组四格表、配对四格表的计算过程要求给出假设检验的三个步骤，并会和 χ^2=3.84 的界值比较，对结果做出解释；等级资料与计数资料的区别。对于本章考核知识点的其他内容均为次重点及一般要求。难点也是重点：会将计数资料整理成正确的成组四格表形式，会计算最小理论数，并正确识别和选用适合的四格表 χ^2 检验专用公式计算 χ^2 值；会将计数资料整理成正确的配对四格表形式，会正确识别和选用适合的配对 χ^2 检验专用公式计算 χ^2 值；会针对实例做出选择 χ^2 检验还是秩和检验的正确判断。

第七章　线性相关与回归

一、学习目的和要求

本章介绍两个数值变量间关系的线性相关和线性回归。学习本章要求重点理解散点图在相关分析中的作用、线性相关的概念和资料要求、相关系数的概念和特点、对样本相关系数做假设检验的原因、线性回归的概念和资料要求、回归系数的概念和统计学意义、线性相关与回归的区别和联系以及注意事项；掌握样本相关系数检验的无效假设和备择假设的含义，并对 t 检验结果和 P 值，做出正确的解释。会用回归系数建立回归方程。

二、课程内容

第一节　线性相关

1. 线性相关的概念

2. 线性相关系数

3. 样本相关系数的假设检验

第二节　线性回归

1. 线性回归的概念

2. 建立线性回归方程

3. 样本回归系数的假设检验 *

第三节　线性相关与回归的区别和联系

1. 区别

2. 联系

第四节　应用线性相关与回归的注意事项

三、考核知识点与考核要求

1. 线性相关

识记：①散点图的含义；②相关系数 t 检验的无效假设和备择假设及其符号表达。

领会：①相关系数的概念及特点；②样本相关系数 r 做假设检验的意义；③相关分析对资料的要求。

简单应用：要会表达实际资料中计算得到的样本相关系数 r 和相关系数 t 检验结果的含义，并会根据 t 值和 P 值，结合相关系数 r 的方向、大小做出正确解释。

2. 线性回归

识记：①线性回归分析的概念；②回归系数的含义。

领会：回归系数的统计学意义。

简单应用：在给出公式和部分中间结果的情况下，会正确选择公式、代入数值建立回归方程，并对回归系数 b 做合适的解释。

3. 线性相关与回归的区别和联系

识记：相关与回归的区别和联系。

4. 应用线性相关与回归的注意事项

识记：相关密切程度 4 个档次的含义。

领会：进行相关与回归要有实际意义，相关分析不能回答因果关系，正确理解检验结果 P 值的意义。

简单应用：用实例说明直线回归分析的结果不能随意外推。

四、本章重点、难点

本章重点为：相关系数 t 检验的无效假设和备择假设；相关系数的含义；线性回归分析；回归系数的含义；回归系数的统计学意义；相关与回归的区别和联系。对于本章考核知识点的其他内容均为次重点及一般要求。难点也是重点：要会对实际资料中计算得到的样本相关系数和相关系数 t 检验结果的含义做解释；在给出公式和部分中间结果的情况下，会正确选择公式、代入数值计算回归系数 b 和截距 a，建立回归方程，并对回归系数做合适的解释。

第八章　统计表与统计图

一、学习目的和要求

本章介绍统计描述的重要手段之一，即统计表和统计图。重点是统计图和表的作用、统计表结构和基本要求、制图的基本要求，以及如何根据资料性质和分析目的选择适合的统计图并正确绘制。学习本章要求了解各种常见统计图绘制方法；理解统计图和表的作用、统计表的制表原则、制图的基本要求、各种常见统计图绘制要点；掌握统计表的结构和基本要求、设计符合规范的统计表、修改错误统计表；重点掌握如何根据资料性质和分析目的选择适合的统计图。

二、课程内容

第一节　统计表

1. 制表原则

2. 统计表的结构和基本要求

（1）标题

（2）标目

（3）线条

（4）数字

（5）备注

3. 统计表的种类

（1）简单表

（2）复合表 *

4. 错误统计表的修改范例

第二节　统计图

1. 统计图的概念及作用

2. 制图的基本要求

3. 各种常见的统计图及绘制方法

（1）线图

（2）直条图

（3）直方图

（4）圆图和百分条图

（5）散点图

三、考核知识点与考核要求

1. 统计表

识记：统计表的结构。

领会：制表原则，基本要求。

简单应用：根据数据绘制规范的统计表，修改错误统计表。

2. 统计图

识记：统计图的概念和种类及其适用资料。

领会：①制图基本要求；②几种常见统计图的绘制要点，如普通线图与半对数线图的区别、直条图与直方图的区别。

简单应用：根据资料性质和分析目的选择适合的统计图。

四、本章重点、难点

本章重点为：制表原则、基本要求；统计图的种类及其适用资料；直条图与直方图的区别。对于本章考核知识点的其他内容均为次重点及一般要求。难点也是重点：根据资料性质和分析目的选择适合的统计图。

第九章　调查设计与实验设计

一、学习目的和要求

本章介绍调查设计与实验设计中有关统计设计的基本概念和内容，重点是调查设计方法及实验设计的基本要素和基本原则。学习本章要求了解调查研究和实验研究特点、理解实验研究与调查研究的区别；调查设计的内容、调查方法、收集原始数据的方式、调查项目的形式、概率抽样和非概率抽样的含义。了解常用的实验设计方法、处理因素与非处理因素的含义、实验效应的含义；掌握常见的 4 种概率抽样方法及 3 种非概率抽样方法、实验设计的三要素和三原则。

二、课程内容

第一节　调查研究与实验研究

第二节　调查设计

1. 制订资料收集的调查计划

（1）明确调查目的和指标

（2）确定调查对象和观察单位

（3）确定调查方法

（4）收集原始资料的方式

（5）调查工具和调查问卷

（6）确定样本含量

（7）确定调查组织计划和预调查

（8）遵循伦理学原则

2. 确定抽样方法

（1）概率抽样

（2）非概率抽样

3. 制订资料的整理分析计划

第三节　实验设计

1. 实验设计的基本要素

（1）处理因素

（2）受试对象

（3）实验效应

2. 实验设计的基本原则

（1）对照的原则

（2）重复的原则

（3）随机化原则

3. 常用的实验设计方法

（1）完全随机设计（成组设计）

（2）配对设计

第四节　样本含量估计 *

1. 调查研究中的样本含量估计

（1）经验法

（2）公式计算法

2. 实验研究中的样本含量估计

（1）两样本均数比较

（2）两样本率比较

三、考核知识点与考核要求

1. 调查研究与实验研究

识记：①调查研究的概念、特点；②实验研究的概念、特点。

领会：调查研究与实验研究的主要区别。

2. 调查设计

识记：①调查方法的 3 种分类；②收集原始数据的两种方式；③概率抽样和非概率抽样的含义及区别。

领会：①资料收集的调查计划 8 个内容；②常用的 4 种概率抽样方法及 3 种非概率抽样方法。

综合应用：结合调查设计的调查方法、概率和非概率抽样方法对实例进行分析和论述。

3. 实验设计

识记：①实验设计的三要素和三原则；②实验设计方法。

领会：①处理因素与非处理因素；② 5 种常用的对照形式；③实验效应。

综合应用：结合实验设计的三要素和三原则对实例进行分析和论述。

四、本章重点、难点

本章重点为：调查研究与实验研究的主要区别；调查方法的 3 种分类；概率抽样和非概率抽样的含义及区别；常用的 4 种概率抽样方法及 3 种非概率抽样方法；实验设计的三要素和三原则；处理因素与非处理因素；实验效应。对于本章考核知识点的其他内容均为次重点及一般要求。难点也是重点：结合调查设计的调查方法、概率和非概率抽样方法对实例进行分析和论述；结合实验设计的三要素和三原则对实例进行分析和论述。

Ⅳ　关于大纲的说明与考核实施要求

一、自学考试大纲的目的和作用

课程自学考试大纲是根据专业自学考试计划的要求，结合自学考试的特点而确定。其目的是对个人自学、社会助学和课程考试命题进行指导和规定。课程自学考试大纲明确了课程学习的内容以及深度、广度，规定了课程自学考试的范围和标准。因此，它是编写自学考试教材和辅导书的依据，是社会助学组织进行自学辅导的依据，是自学者学习教材、掌握课程内容知识范围和程度的依据，也是进行自学考试命题的依据。

二、课程自学考试大纲与教材的关系

课程自学考试大纲是进行学习和考核的依据，教材是学习掌握课程知识的基本内容与范围，教材的内容是大纲所规定的课程知识和内容的扩展与发挥。课程内容在教材中可以体现一定的深度或难度，但在大纲中则对考核的范围予以明确规定。大纲与教材所体现的课程内容应基本一致；大纲里面的课程内容和考核知识点，教材里一般也要有。反过来教材里有的内容，大纲里就不一定体现。

三、关于自学教材

《实用卫生统计学》，全国高等教育自学考试指导委员会组编，康晓平主编，北京大学医学出版社出版，2023 年版。

四、关于自学要求和自学方法的指导

本大纲的课程基本要求是依据专业考试计划和专业培养目标而确定的。课程基本要求还明确了课程的基本内容，以及对基本内容掌握的程度。基本要求中的知识点构成了课程内容的主体部分。因此，课程基本内容掌握程度、课程考核知识点是高等教育自学考试考核的主要内容。

在自学要求方面，各章节内容根据大纲中的考核知识点由低到高分为四个层次要求，其表达用语依次是：识记、领会、简单应用、综合应用。卫生统计学课程有很多计算的公式，有关计算公式的内容，按照四个层次的要求，其中“识记”要求学员在已知公式前提下能理解公式的含义，并代入数据求解；“领会”是指在会计算的基础上，要求学员能正确选择公式并对最终结果做出合理的统计解释；“简单应用”是指会将提供的实例数据代入公式，计算并给出正确解释；“综合应用”作为最高层次的要求，学员应在前面三个层次基础上，力求能灵活运用统计方法分析处理调查或实验中获得的不同设计类型、不同数据类型的样本资料。

本课程共 6 学分（其中实践环节考核 2 学分）。

为了有效指导个人自学和社会助学，本大纲已指明了课程的重点和难点，在各章的考核要求中也指明了各章内容的重点和难点。根据本课程基本概念和计算公式多的特点，学员在自学的过程中：①对各章节的主要基本概念和名词解释要清楚和理解。②有些章节的公式较多，本书加框的公式及内容是常用和需要重点理解的，特别是有些公式分子和分母的含义。③对课程中需要知道和理解的计算公式及假设检验方法，要会根据应用条件去正确识别和选择，将数据代入计算并对统计结果做适当解释。④本课程中由于资料类型、数据的总体分布和研究设计的不同，假设检验的方法也不同。无论哪种假设检验方法，其检验原理和检验步骤都类似，学员应会按正确的检验步骤做假设检验。⑤各章均有章前“本章导读”概括指出本章重点难点内容，并配合章末“本章小结”对章节重点内容进行归纳总结、概括提炼。两者结合这种新的编写形式希望有助于读者顺利通读理解书中内容，并加深理解、强化记忆。⑥为了进一步加深对本课程内容的理解，自学教材中各章的习题覆盖面较广，包括了课程的大多数内容，建议学员在不看答案的前提下独立完成。

五、应考指导

很好的计划和组织是学习成功的前提。本课程的必考内容在教材的第一章~第九章，第十章是为撰写毕业实习报告打基础。前九章内容是一个完整体系，并有规律可循。考生可以分三步渐进学习：①首先通读或泛读，对统计的术语有初步认识，再仔细看目录的各章题目，会发现有重复的术语出现，这时就可以开始精读教材。②先精读第一章，第一章很重要，它是全书后面几章内容的统计概念和统计术语的汇总。在这一章中要先找到两个重要的概念，一个是“统计资料的类型”，你会发现统计资料分为“计量资料”和“分类资料”两大类；另一个是“统计描述与统计推断”，这个概念与“计量资料”和“分类资料”联系在一起就是这本教材有关数据分析处理的全部内容（除了第九章调查设计与实验设计）。第一章的其他概念在后面几章始终会贯穿于这两个概念的学习中。③回到教材目录，你会发现统计学习是有规律可循的。有两种学习方法：一是按照教材编写顺序从第二章读到第十章；二是按照资料类型重新组合，先读计量资料的统计描述和统计推断（第二、四、五章），再读分类资料的统计描述和统计推断（第三、四、六章），最后读第七章~第十章。

总之，学习统计这门课程只要学会两件事就算基本掌握，一是要学会计算和解释“计量资料”和“分类资料”的统计指标或绘制统计图和表（统计描述）；二是要学会对“计量资料”和“分类资料”样本数据的统计指标（样本均数、样本率或构成比）进行参数估计和假设检验（统计推断）。

六、对社会助学的要求

为提供更多的学习资源，配套制作了本课程《实用卫生统计学》教材的数字资源 PPT 课件，该课件深入浅出地讲解了与考核知识点有关的重点难点，以及习题范例。并对教材中的“案例”和“习题”给出案例解析和参考答案，均以数字资源呈现。有条件的地方可以利用当地的资源配合 PPT 课件，引导和帮助考生学习和掌握课程内容。"案例"和"习题"可以灵活安排，也可以采取集中讲解、课堂练习和批改作业等形式。辅导的内容可以按章节进行，也可以按课程要求的重点和难点。学时数不作统一要求。

七、对考核内容的说明

本课程要求考生学习和掌握的知识点都作为考核的内容。在教材和考试大纲中带有星号（*）的内容不作考核，只作为自学内容。课程中各章的内容均由若干知识点组成，在自学考试中成为考核知识点。因此，课程自学考试大纲中所规定的考试内容是以分解为考试知识点的方式给出的。由于各知识点在课程中的地位、作用以及知识自身的特点不同，自学考试将对各知识点分别按四个认知（或称能力）层次确定其考核要求。

八、关于考试命题的若干规定

1. 本课程为闭卷考试；考试时间为 150 分钟；考试可以带具有指数运算或开方功能且不具备存储功能的简单计算器或科学计算器，不能带有文字和公式存储功能的电器（如电话手表、电子词典、学习机、多功能手机、平板电脑等）。

2. 本大纲各章所规定的基本要求、知识点及知识点下的知识细目，都属于考核的内容。考试命题既要覆盖到章，又要避免面面俱到。要注意突出课程的重点、章节重点，加大重点内容的覆盖度。

3. 命题不应有超出大纲中考核知识点范围的题目，考核目标不得高于大纲中所规定的相应的最高能力层次要求。命题应着重考核自学者对基本概念、基本知识和基本理论是否了解或掌握，对基本方法是否会用或熟练。不应出与基本要求不符的偏题或怪题。

4. 本课程在试卷中对不同能力层次要求的分数比例大致为：识记占 20%，领会占 30%，简单应用占 30%，综合应用占 20%。

5. 要合理安排试题的难易程度，试题的难度可分为：易、较易、较难和难四个等级。每份试卷中不同难度试题的分数比例一般为：2∶3∶3∶2。

必须注意试题的难易程度与能力层次有一定的联系，但二者不是等同的概念。各个能力层次对于不同的考生都存在着不同的难度。在大纲中要特别强调这个问题，应告诫考生切勿混淆。

6. 本课程考试命题的主要题型一般有单项选择题、名词解释题、简答题、计算分析题。在命题工作中必须按照本课程大纲中所规定的题型命制，考试试卷使用的题型可以略少，但不能超出本课程对题型规定。

附录：题型举例

一、单项选择题（在每小题列出的 4 个备选项中只有 1 项是最符合题目要求的，请将其选出）

1. 为表示某地近 20 年来婴儿死亡率的变化趋势，宜绘制

A. 半对数线图　　B. 普通线图

C. 百分条图　　D. 散点图

2. 两样本均数的假设检验，其检验目的是推断

A. 两个样本均数是否相等　　B. 两个样本均数是否不同

C. 两个总体均数是否不同　　D. 两个样本均数是否差别很大

3. 关于成组四格表资料的 χ^2 检验，以下说法正确的是

A. 检验结果 $\chi^2>3.84$，则 $P<0.05$

B. χ^2 校正条件与配对四格表相同

C. 四格表中的数据是对子数

D. 自由度 =2

4. 对 10 例样本数据的相关系数 r 做 t 检验，结果是 $t>t_{0.05/2,8}$，则

A. $P<0.05$，认为两变量有线性相关关系

B. $P<0.05$，认为两变量无线性相关关系

C. $P>0.05$，不认为两变量存在线性相关关系

D. $P=0.05$，例数不足无法得出明确结论

二、名词解释

1. 样本

2. 抽样误差

3. 相关系数

4. 假设检验

三、简答题

1. 无序分类资料与有序分类资料有什么异同？

2. 请简述方差分析的基本思想。

四、计算分析题

1. 随机抽样调查 129 名某市城区男孩出生体重，均数为 3.29 kg，标准差为 0.44 kg。

（1）估计全市城区男孩出生体重总体均数的 95% 置信区间。

（2）在郊区抽查 100 名男孩的出生体重，得均数为 3.23 kg，标准差为 0.47 kg。问城

区和郊区男孩出生体重均数是否不同？

2. 某研究者欲比较 A、B 两种药物治疗高血压的疗效，将 200 名 50 ~ 70 岁的高血压患者随机分到 A、B 两组，各 100 例，服药一个疗程后 A、B 药物有效的人数分别为 74 和 58。

（1）将该数据整理成四格表形式。

（2）比较两种药物治疗高血压的有效率有无不同，应选择何种假设检验方法？

（3）请写出该检验方法的无效假设和备择假设。

（4）若该检验结果 $\chi^2=3.84$，有无统计学意义？做出统计结论。

后　记

《实用卫生统计学自学考试大纲》是根据《高等教育自学考试专业基本规范（2021年）》的要求，由全国高等教育自学考试指导委员会医药学类专业委员会组织制定的。

全国高等教育自学考试指导委员会医药学类专业委员会对本大纲组织审稿，根据审稿会专家意见由编者做了修改，最后由医药学类专业委员会定稿。

本大纲由北京大学医学部康晓平教授负责编写。参加审稿并提出修改意见的有北京大学医学部安琳教授、中国疾病预防控制中心妇幼保健中心潘晓平研究员。

对参与本大纲编写和审稿的各位专家表示感谢。

全国高等教育自学考试指导委员会
医药学类专业委员会
2023 年 5 月

全国高等教育自学考试指定教材

实用卫生统计学

全国高等教育自学考试指导委员会　组编

编者的话

《实用卫生统计学》是为全国高等教育自学考试食品卫生与营养学专业（专升本）的学生编写的教材，本教材在2006年版的基础上进行了修订。根据全国高等教育自学考试学生的特点，对于这门课程统计理论概念比较抽象、计算公式较多的情况，本教材在修订时关注到以下两个方面。

1. 强调理论与实用结合。全书共10章，第一章至第九章介绍卫生统计学的基本理论、基本概念和基本方法，尽量多采用实例讲解概念和计算方法，避免不易理解的数学语言。第十章主要对科研论文写作中有关统计方法的应用进行了简介，为学生写毕业论文提供参考。前九章内容是一个完整的体系，并有规律可循。读者可以分三步渐进学习，具体学习方法在本教材的《实用卫生统计学自学考试大纲》的“应考指导”中有较详细介绍。前九章的编写特别考虑到：①尽可能多地举一些在食品卫生与营养相关领域应用的实例帮助理解各章的统计基本概念和方法。②对重要的概念和方法给出提示注意、加框标出或下方划波浪线。③以章前导读和章末小结的形式，帮助学生进行归纳、理解各章节的重点和难点。

2. 为了方便学生的自学，本教材配套编写了PPT课件，并对书中介绍的常用统计方法用实例将每一个计算步骤写得尽量详细。另外，对各章节重点和难点的内容以各种题型编写习题，使学生从不同角度去理解、掌握和区分统计学的常用基本概念和方法。学习卫生统计学的最好方法就是亲自做题，首先对照各章节的例题按计算步骤做一遍。很多学过卫生统计学的人都有体会，如果只听课或者只阅读不做题，等于没学统计学。我们建议学生在自学的过程中要静下心来，花时间多做练习，除此之外没有捷径可走。

本教材和全日制在校生的教材要求大不相同。为编写一本适合全国高等教育自学考试学生自学的书，参加教材编写的老师反复修改稿件，使抽象的概念具体化、复杂的计算简单化，尽量做到通俗易懂。在此，特别感谢北京大学医学部安琳教授、中国疾病预防控制中心妇幼保健中心潘晓平研究员在百忙之中认真审阅了书稿，并提出了许多宝贵意见。由于水平有限，书中不足和错误在所难免，恳请读者赐教指正。

康晓平

2023年5月

第一章　绪论

第一章数字资源

◎ **案例 1-1**

某研究者抽样调查某市两所小学在校学生的近视情况和营养状况的关系，将调查问卷中的部分条目整理成变量，详见表 1-1。

请回答：

表中的变量各属于何种资料类型？

表 1-1　某市两所小学在校学生有关近视和营养状况的变量

变量代码	变量名	变量的取值
X_1	性别	男 1　女 2
X_2	年龄	岁
X_3	父母视力	单方近视 1　均近视 2　均不近视 3
X_4	近视情况	近视 1　不近视 2
X_5	营养状况	不良 1　正常 2　超重 3　肥胖 4

本章导读

本章共有 4 节内容，涉及到的统计学概念和专有名词都是本教材的核心内容，也是学习后几章内容的基础，并在后面章节详细展开介绍、多次应用。重点难点是第一节至第三节中的每个专有名词及解释；以及第四节统计工作的四个基本步骤。本章带星号（*）的内容不作为考核要求。

第一节　卫生统计学的内容

卫生统计学（health statistics）作为一种认识事物数量特征的重要工具和进行数据处理的科学手段，在医疗卫生实践、食品卫生和营养健康科学研究中，已越来越多被应用和发展。例如，将实际工作中的原始数据转变成有价值的信息，需要统计；做流行病学调查，抽样检验某种食品添加剂是否超标，或调查某种健康行为在不同年龄组的人群中所占的比例，需要统计；阅读医学杂志评价别人的研究结果，需要懂统计；进行两组样本数据的比较或两组动物实验结果的比较时，需要用统计。总之，无论在临床医学、预防医学和公共卫生各个方面的科学研究，还是防治工作计划的拟定和成果评价中，只要做数量分析都要用到统计。卫生统计学是运用数理统计的基本原理和方法对预防医学和公共卫生领域中的科学研究进行设计，以及进行资料的收集、整理和分析的一门应用学科。具体来讲，是将按照设计方案收集上来的数据进行整理、分析，透过众多的偶然的因素阐明事物客观存在的规律性，辨别事物间在数量上的差别是否仅是偶然现象，从而做出比较正确的具有概率性的结论。

卫生统计学的基本内容包括三个方面：①卫生统计学的基本理论和方法，包括研究设计和数据分析中的统计理论和方法。②健康统计，包括医学人口统计、疾病统计和生长发育统计等。③卫生服务统计，包括卫生资源、医疗卫生服务的需求和利用、医疗保健和卫生管理等的统计方法。根据教学目的的需要，本教材主要包括卫生统计学第一个方面的内容，重点介绍统计学的基本概念、统计描述的常用指标、统计推断的参数估计和假设检验，以及调查设计和实验设计的一般原则。

卫生统计学的思想和方法在实际应用中从设计开始到数据分析贯穿整个健康科学研究过程。例如，党的二十大报告明确提出“推进健康中国建设”，要“把保障人民健康放在优先发展的战略位置”。中国营养学会新修订的《中国居民膳食指南（2022）》体现了党对人民健康的关心，将膳食宝塔中蛋类和水产品的建议进行了细化，具体到每人每天 1 个鸡蛋，每周至少 2 次水产品。某研究者为了解老年人每周膳食是否摄入足量优质蛋白，于 2022 年对某市 60 ~ 90 岁老年人进行抽样调查。在调查之前需要做调查设计，这是一类对某个特定人群的现况做调查而进行的研究设计。在设计中应考虑本次调查需要多少例数，有多少人能做到膳食指南建议的要求，如何获得数据并整理成可量化的指标等内容。还有一种实验室研究，例如，为调查螺旋藻的保健功能对患有糖尿病的小鼠做降血糖实验，按初始血糖浓度将 20 只小鼠随机分为两组，一组为空白对照，另一组给螺旋藻，然后观察血糖是否有变化。为了得到这个实验结果，首先考虑的也是研究设计。按这种研究设计收集到的数据是研究对象接受了某种干预（或处理）后获得的，属于实验设计。无论调查设计还是实验设计都包括统计学设计，两者在统计学设计上不尽相同，主要内容将在本教材的第九章介绍。有关的数据分析，即对那些按照不同研究设计收集上来的数据进行分析，主要内容是进行统计描述和统计推断。例如，计算调查获得的老年人健康饮食行为的发生率，或者计算每组 10 只小鼠的平均血糖值，这些都属于统计描述的内容。如果有两个样本数据要比较它们的样本率或样本均数，就要做假设检验，例如比较男、女两组老年人健康饮食行为的发生率用 χ^2 检验，或者比较两组小鼠使用螺旋藻后的血糖变化平均值用 t 检验，这些都属于统计推断的内容。本教材的第二章、第三章以及第八章主要介绍统计描述中的统计指标计算和统计指标的表达形式；第四章至第七章介绍了统计推断的参数估计、假设检验以及线性相关与回归。

第二节 统计资料的类型

本教材将卫生统计资料分为两大类，即计量资料和分类资料。实际应用中，分类资料通常又被细分为无序分类资料和有序分类资料两种。不同的资料类型选用不同的统计指标和统计分析方法。根据分析的需要，各类资料可进行互相转化。

一、计量资料（quantitative data）

通过测定每个观察单位的某项指标的大小，所得到的数据（即测量值）称为计量资料。计量资料通常是有度量衡单位的，属于连续性资料。例如，调查某地 7 岁男童的身体发育状况。这时，每个男童就是一个观察单位，身高（cm）、体重（kg）、血红蛋白（g/L）均可作为观测指标。通过测定每个男童的这 3 项指标量的大小，所得到的身高值、体重值和血红蛋白值均为计量资料。描述计量资料常用的统计指标有平均数、标准差等（见第二章）。根据资料的总体分布类型不同，应选用不同的统计分析方法（见第五章）。

二、分类资料（categorical data）

分类资料是一种定性资料，数据是间断性的，一般没有度量衡单位。其中，无序分类资料和有序分类资料的统计描述指标都是相对数，但无序分类资料与有序分类资料的统计分析方法则不同。

（一）无序分类资料（计数资料）

无序分类资料是将全体观察单位按照某种性质或类别进行分组，然后分别清点各组中的例数，这样得到的数据通常又被称为计数资料。例如，对某卫生机构做人力资源调查。这里每个工作人员作为一个观察单位，将全体工作人员按技术人员和非技术人员分为 2 组，清点每组中的人数，所得资料为无序的二分类资料，可称为计数资料；又如，将这个例子中的工作人员再重新分为医护人员、非医护技术人员和管理人员 3 组，清点每组中的人数，所得资料为无序多分类资料，也可称为计数资料。无序分类资料常用的统计指标有率、构成比等（见第三章）。统计分析方法主要为 χ^2 检验（见第六章）。

（二）有序分类资料（等级资料）

有序分类资料是将全体观察单位按照某种性质的不同程度分为若干组，分别清点各组中观察单位的个数，这种数据资料是介于计量资料和计数资料之间的一种资料，又称为等级资料或半定量资料。例如，为了观察小檗碱（黄连素）对细菌性痢疾（简称菌痢）的疗效，以菌痢患者作为观察单位，按疗效的不同程度，将接受治疗的菌痢患者分为治愈、显效、有效和无效 4 组，分别计算各疗效组的菌痢患者人数。这类资料在疗效分组上有定量的性质（按程度排列），但不精确；在清点各组人数上又有定性的特征，因此属于有序分类资料。有序分类资料的统计指标也可用构成比表示（见第三章）。统计分析方法可以用等级资料的秩和检验（见第六章）。

三、数据转换 *（data transformation）

根据数据分析的需要，计量资料、计数资料和等级资料之间经常要做数据转换。

1. 定量数据的性质化转换　例如，观察得到 100 名婴儿出生体重（g），这是计量资料，可以计算他们的平均出生体重（g）。如果想分析有多少婴儿属于低出生体重、多少婴儿是非低出生体重，可以将这 100 名婴儿的出生体重分为<2500 g（低出生体重）和≥2500 g（非低出生体重）两组，这时计量资料就成了二分类的计数资料。如果分组再细一些，将出生体重分为<2500 g（低出生体重）、2500 ~ 3999 g（正常出生体重）、≥4000 g（巨大儿），这时计量资料就成了等级资料。

2. 定性数据的数量化转换　很多情况下，数据需要计算机处理。为了便于计算机的识别和运算，对定性数据可以赋值进行数量化转换。例如，性别是属于无序分类变量的计数资料，可将男、女分别取值为 1 和 2。取值 1 和 2 之间没有量的差别，只是一种“数据代码”。如果文化程度是按文盲、小学、初中、高中、大学及以上分组，此变量属于有序分类的等级资料，可分别取值为 0、1、2、3、4。取值 0、1、2、3、4 之间不仅是一种“数据代码”，而且也有量的差别。

四、资料与变量（data and variable）

无论计量资料还是分类资料，统计学术语也称其为变量。变量的定义是观察单位（也称为个体）的某种属性或标志；对变量进行测量或观察的值称为变量值（或测量值、观察值）。如调查某市某年各类连锁超市的生鲜冷冻食品冰柜数量，冰柜数量就是变量，而每一个超市的生鲜冷冻食品冰柜数就是变量值。又如，调查某地成年人的高血压患病情况。调查问卷中的年龄、性别、职业、文化程度、体重、血压等就是变量，这些变量中的年龄、体重、血压属于计量资料或称数值变量；性别和职业均属于计数资料或称无序分类变量，再细分，性别可以看成二分类变量，职业为无序多分类变量；文化程度属于等级资料或称有序分类变量。而测得每一个成年人的具体年龄、职业、文化程度、体重、血压值就是变量值。

第三节　统计学基本概念

一、总体与观察单位（population and observational unit）

总体是根据研究目的确定的同质观察单位的全体，更确切地说，是同质的所有观察单位某种变量值的集合。这里的观察单位亦称个体，是统计研究中最基本的单位。它可以是一个人、一个家庭、一个地区、一个样品等，无论何种研究都要先确定观察单位。只有观察单位明确，才能确定总体范围。

例如，调查某地 2022 年 7 岁男童的身高（cm）。该地区具体的每个 7 岁男童就是一个观察单位，该地 2022 年所有 7 岁男童的身高值就构成一个总体。又如，了解某市某年各类连锁超市的生鲜冷冻食品冰柜数。该市每个连锁超市就是一个观察单位，该市某年所有连锁超市的生鲜冷冻食品冰柜数就构成一个总体。这里的总体明确了一定空间、一定时间的有限个观察单位，称为有限总体。对有限总体中的每个个体都进行观察就称总体研究。有时总体是抽象的，如观察用某药治疗过敏性哮喘的效果，这里总体的同质基础是用某药的过敏性哮喘患者，但没有治疗时间和地点的限制，观察单位数是无限的，该总体称无限总体。而无限总体是无法做总体研究的。

二、同质与变异（homogeneity and variation）

研究对象具有相同的背景、条件、属性称同质；同一性质的事物，其个体观察值（变量值）之间的差异，在统计学上称为变异。统计学所研究的对象是以同质为基础，并具有变异的事物或现象。

例如，调查某地 2022 年所有 7 岁男童的身高。它的同质基础是同一地区、同一年份、同为 7 岁男童；这些 7 岁男童的身高值有的相同，有的不尽相同，存在差异，这种身高值之间的差异就是变异。又如，研究某种新药治疗胃溃疡的效果，所有研究对象都必须是确诊为胃溃疡的患者，而且病情相同，不可包括疑似患者或根本不是胃溃疡的患者。在这种同质的基础上观察治疗效果，有的人治愈，有的人未愈，这种差异就是变异。

三、样本与随机抽样（sample and random sampling）

从总体中随机抽取有代表性的一部分个体，其测量值（或观察值）的集合称为样本。样本除了数量比总体少，其他构成均与总体一样，是总体具体而微的缩影。所谓随机抽样，就是总体中每个个体都有均等机会被抽取，抽到谁具有一定的偶然性。随机抽样的方法很多，有简单随机抽样、整群抽样、系统抽样、分层抽样等（见第九章）。

例如，要了解某地 2022 年所有 7 岁男童的身高（cm）。从该地区用系统抽样或其他方法随机抽取 120 名 7 岁男童，分别测其身高值。这 120 名 7 岁男童的身高值就是样本。

四、抽样研究（sampling study）

对从所研究的总体中随机抽取有代表性的一部分个体构成的样本进行研究称为抽样研究。抽样研究的目的是通过用样本资料计算得到的指标去推论总体参数，公共卫生领域的研究基本都是抽样研究。

例如，欲了解某地 2022 年 7 岁男童的平均身高。该地 2022 年所有 7 岁男童的身高值是一个总体，但是我们不可能也没有必要把每个 7 岁男童都找到并测其身高值。因此，可以将从总体中随机抽取一定数量的 7 岁男童的身高值作为样本（例如样本量为 120），并计算样本的平均身高（$\overline{X}$）。

如果这个样本均数是有代表性的，而且是可靠的，即可用该样本的平均身高（$\overline{X}$）推论该地 2022 年所有 7 岁男童的平均身高（μ）。

五、参数与统计量（parameter and statistic）

参数是指总体指标，如总体均数（μ）、总体率（π）、总体标准差（σ）等。统计量是指样本指标，如样本均数（$\overline{X}$）、样本率（p）、样本标准差（S）等。

例如，某地2021年全部健康中年男子的平均体重（μ）即为总体参数，而从该总体中随机抽取的144名健康中年男子的平均体重（$\overline{X}$）为样本统计量。一般情况下，参数是未知的，需要用统计量去估计。用统计量推论参数的方法，统计学上称为参数估计（例如，总体均数的区间估计见第四章）和参数检验（例如，t检验见第五章）。

六、统计描述与统计推断（statistical description and statistical inference）

用计算统计指标或绘制统计图表的方法表达一个特定群体（这个群体可以是总体也可以是样本）的某种现象或特征，称统计描述，在本书第二、第三和第八章有具体介绍。根据样本资料的特性对总体的特性做估计或推论的方法称统计推断，常用方法是参数估计和假设检验（假设检验包括参数检验和非参数检验）。当用一个样本指标（如样本均数或样本率）去推断其总体参数（如总体均数或总体率）时用参数估计的方法（第四章介绍具体计算）。当比较两个或多个样本指标之间的差别，用统计推断其总体指标间是否不同时，可采用假设检验的方法（详见第五章至第七章）。

需要注意：随机抽样得到的样本数据既要做统计描述，也应做统计推断。若样本数据来自不同的总体分布，其统计描述的指标和统计推断的方法也相应不同。医学领域很多生理、生化指标都是服从正态分布的，如身高、体重、血红蛋白含量等，对于这些指标的样本数据则可以用满足正态分布条件的统计描述和统计推断方法。例如，从某地2022年7岁男童中随机抽取120名测量身高（cm）绘制直方图表示其频数分布的类型（可以看出近似正态分布），并计算身高的均数表示其平均水平，这都属于统计描述；用120名7岁男童身高的样本均数去估计该地2022年所有7岁男童身高总体均数的95%置信区间属于统计推断中的参数估计。

而食品安全与营养健康领域很多研究对象的测量指标总体都服从偏态分布，甚至分布类型不明，如食用盐碘含量、食品亚硝酸盐含量、某些微量元素含量等，对于这类指标则可以用适合非正态分布数据的统计学方法进行统计描述和统计推断。例如，比较某年两所小学的学生营养状况：是否存在碘缺乏。每个学校各随机抽取30名学生测量每个人的尿碘含量（μg/L），计算他们尿碘的中位数表示其平均水平属于统计描述，若比较两所学校学生尿碘是否不同，可以做非参数的秩和检验属于统计推断中的假设检验。

七、误差（error）

任何周密设计的科学研究，都不可能没有误差。公共卫生研究中的误差通常指测量值与真值之差，其中包括系统误差和随机测量误差；以及样本指标与总体指标之差，即抽样误差。随机测量误差及抽样误差都属于随机误差，其中抽样误差是统计学研究和处理的重要内容。

（一）系统误差（systematic error）

这种误差不是偶然机遇造成的，而是某种必然因素所致，具有一定的倾向性。其特点是观察结果一惯性往一边偏，偏高都高，偏低都低。系统误差一旦发生，统计学是无能为力的，因此要尽可能避免。而大多数系统误差可以通过周密的研究设计和调查（或测量）过程中的严格质量控制措施解决。常见的系统误差有：①操作方法不正确或对调查问卷理解有误。②医生掌握疗效标准偏高或偏低。③周围环境的改变，如实验室内室温过高或过低、作用时间掌握不够一致，以及现场调查时出现不必要的行政干预。④仪器不准或试剂不合格。例如，测量血压，测量前要求血压计的汞柱处于“0”刻度。如果使用的血压计没校正，汞柱高出“0”刻度 4 mmHg，那么测定出的血压值都高 4 mmHg。

（二）随机测量误差（random measurement error）

这种误差是偶然机遇所致，故无方向性，对同一样品多次测定，结果有高有低，不完全一致。随机测量误差是不可避免的，再精确的测量仪器也会存在误差，但只要在数据收集时将误差控制在一定的允许范围内，误差可忽略，读出的数据都可以使用。

（三）抽样误差（sampling error）

在抽样研究中，即使消除了系统误差，控制了随机测量误差，样本统计指标和总体参数间仍会存在差别。这是个体变异造成的，是抽样机遇所致，是客观存在、不可避免的。这种误差可以通过统计学方法估计，也可通过增大样本使其减小。我们可以通过一个实验来理解什么是抽样误差。假定已知某年某地所有 13 岁女学生身高的总体均数（μ）是 156.8 cm，总体标准差（σ）是 5.3 cm。该地每一个 13 岁女学生都有一个身高测量值，我们将她们每个人的身高测量值（cm）都录入计算机，保存在数据库里作为一个有限总体。然后在这样一个有限的总体中做多次重复抽样，每次均抽取 100 例（$n_i=100$）组成一个样本，可以算出样本的平均身高（$\overline{X}_i$）。因为是完全随机抽样，数据库中的每一个女学生的身高值都有可能被抽到。最终得到的样本均数（$\overline{X}_i$）可能是 153.6、154.1、155.9……158.7（cm）等。这是在一个人为控制得非常好的条件下进行的。我们看到每个样本均数（$\overline{X}_i$）与总体均数（μ）间仍有一个差，而且样本均数与样本均数间也有差别。这种误差既不是系统误差，也不是测量误差，完全是由抽样造成，是偶然的机遇。因此我们讲，只要是抽样研究，必然存在抽样误差。

注意：统计学方法解决不了系统误差的问题，但可以估计抽样误差的大小，并可减小它。具体关于表示抽样误差指标的概念及计算将在第四章介绍。

八、概率与频率（probability and frequency）

概率是对总体而言，频率是对样本而言。概率是指某随机事件发生的可能性大小的数值，常用符号 P 来表示。随机事件的概率在 0 与 1 之间，即 $0 \leqslant P \leqslant 1$，常用小数或百分数表示。$P$ 越接近 1，表明某事件发生的可能性越大，P 越接近 0，表明某事件发生的可能性越小。

频率是指一次试验结果计算得到的，常用符号 p 表示样本率。如某药治疗 200 个患者，其治愈率 p 为 80%，这就是一个频率指标。若经过多次试验和许多人的治疗，其治愈率稳定在 80%，这时可以说，某药治愈某病的可能性，即概率 P 为 80%。

统计学中的许多结论都是带有概率性的。一般常将 $P \leqslant 0.05$ 或 $P \leqslant 0.01$ 称为小概率事件，表示某事件发生的可能性很小。

注意：在假设检验的统计学结论中 $P \leqslant 0.05$（$P<0.05$ 或 $P=0.05$）常表示为“差别有统计学意义”；$P>0.05$ 则表示“差别无统计学意义”。具体的应用在第五章会介绍，并在以后的章节中常会用到。

第四节 统计工作的基本步骤

设计、收集资料、整理资料和分析资料是统计工作的四个基本步骤。在人群中做抽样调查或实验研究的食品卫生项目课题时，只要是获取数量化研究数据都涉及这四个步骤。这四个步骤是紧密联系、不可分割的，某一环节发生错误，都将影响到最终的统计分析结果。

一、设计（design）

设计是开展研究工作的前提和依据。一个全面完整的设计应包括专业设计和统计学设计两个方面的内容。专业设计是运用专业理论技术知识进行设计，还要考虑研究工作实施的组织管理。例如，研究的意义、研究目的和研究假设、研究对象纳入或剔除标准、研究内容和问卷设计、预期结果和经费预算、人员安排和进度等。统计学设计是运用统计学知识和方法进行设计，即资料收集、整理和分析全过程总的设想和安排。例如，研究方法、抽样方法与样本含量、数据收集和整理、统计指标和分析方法、质量控制等。两者的知识有很多交叉，应相互结合，缺一不可。

二、收集资料（collection of data）

其任务是取得准确可靠的原始数据。

（一）统计资料的来源

统计资料的来源是多方面的，可概括为经常性资料和一时性资料两大类。

1. 经常性资料　一般指医疗卫生工作中的原始记录。①统计报表：如医院工作报表、居民病伤亡原因报表、食品安全风险监测报表、疫情报表等。②医疗卫生工作记录和报告单（卡）：医院各科门诊病历、住院病历、健康体检记录、各种医疗和检验记录及传染病报告卡等。

2. 一时性资料　根据专题调查或实验研究的需要而临时设计的调查表或调查问卷，如食品安全风险抽样调查表、健康饮食行为抽样调查问卷等。

（二）统计资料的要求

原始资料是统计工作的基本依据，把好收集资料这一关，要求做到以下几点。

1. 资料必须完整、正确和及时　完整是指调查项目填写完整、无空项。若数字不详可用代码填写，如体重不详，填“00”。正确是指填写的内容准确无误，保证资料的真实可靠。及时是指资料的时间性，要按规定时间完成资料的收集，尽快反馈信息。

2. 要有足够的数量　原始数据要有一定的数量才能反映事物的规律性。但不是越多越好，足够多即可。多少数量算足够？①根据研究目的确定：制订参考值范围要求样本量至少上百例，观察药物疗效要求样本量至少数十例。②根据资料类型确定：计量资料样本数量可少些，计数资料样本数量应多些。③根据允许误差计算样本数量（见第九章）。

3. 注意资料的代表性和可比性　代表性是指做专题研究时遵循随机化原则收集资料，即总体中每一个体都有同等的机会被抽取。可比性是指在进行两组或多组样本指标比较时，除观察问题或实验因素不同外，其他条件都要求尽量一致。因此，收集资料时一定要注意样本间的可比性问题。

三、整理资料（sorting data）

整理资料的任务是清理原始数据，使其系统化、条理化，以便进一步计算指标和分析。

（一）原始数据的检查与核对

检查并核对原始数据有无错漏，以及数据间的相互关系是否合乎逻辑，并根据存在的问题予以必要的补充、修正与合理的剔除。对原始记录的检查与核对，应在调查现场完成，而整理资料过程则是从不同角度、用不同方法进一步净化数据。

1. 统计数据的常规检查　①检查原始记录的数据有无错误和遗漏。②调查项目是否按要求或填表说明填写。③统计报表的行列合计应与总计相符。

2. 数据的取值范围检错　可利用频数分布表检查是否有异常值的出现，如在“结婚年龄”的频数表中有 15 岁、16 岁结婚的妇女，这时就要返回原始数据核查，确认这些异常值是真实情况还是某一环节出错所致。

3. 数据间的逻辑关系检错　逻辑检查是为了查明资料项目之间是否有矛盾。例如对吸烟情况的调查，某一被调查者的年龄项目填写“23 岁”，吸烟史项目填写“20 年”，这意味此人 3 岁就开始吸烟，显然是填写错误。这时再结合其他项目进一步核实，确认是年龄项目填错了，或是吸烟史项目填错了。

（二）数据的分组设计和归纳汇总

按资料的性质和数量特征分组，以反映事物的特点。例如，整理某地居民原发性高血压发病资料时，除了求出总的发病人数外，还要按年龄、性别、地区、劳动环境和生活环境等多种特征进行分组，得出各组的发病人数和发病率，才能对发病的重点人群、多发地区、与疾病有关的环境等进行研究。常用的分组方法有以下两类。

1. 类别分组　按事物的性质或类型分组，这种方法多适用于计数资料或等级资料。如患者按性别、职业等分组；疗效按治愈、好转和无效等分组。根据研究需要，有时也可将计量资料转换成计数资料或等级资料，进行类别分组。例如，舒张压＜90 mmHg 为正常血压，≥90 mmHg 为高血压，这样将测定到的血压值（mmHg）分为正常和非正常两组。

2. 数量分组　按观察值的大小进行分组，这种方法多适用于计量资料。分几组合适？要根据研究内容的特点和分析目的来定。例如，冠心病多发于中年、老年人群。年龄分组时，应把中年、老年组分得细些，如 5 岁一组；青年、少年组分得粗些，如 10 岁一组。另外，也要根据观察数据的多少来定。例如，当观察例数在 100 例以上时，分 8 ~ 15 组较合适。以某市某妇幼保健院于 2021 年随机抽取住院出生的 120 名足月女婴出生体重（kg）为例说明数量分组的步骤，即编制频数表（见第二章表 2-1）。

四、分析资料（analysis of data）

分析资料的任务是按研究设计的要求，结合资料的类型计算有关指标，阐明事物的内在联系和规律。统计分析主要包括：①统计描述，即用一些统计指标、统计图表等方式表达和描述资料的数量特征和分布规律，不涉及由样本推论总体的问题。②统计推断，即对样本统计指标做参数估计和假设检验，并结合专业知识解释分析结果，目的是用样本信息推断总体特征。

由于计算机的普及，除了研究设计和资料收集需要大量的人工操作外，整理资料和分析资料都可在计算机上完成。用 Windows 的 Excel，或 SPSS、SAS 等一些统计软件，都可以进行数据的录入、检错、整理和分析。用计算机替代手工计算，速度和效率确实提高了许多，但统计结果是否有实际意义并不能完全取决于计算机。例如，计算机可以将散乱的数据整理成分组资料。但分几组合适？按数量分组还是类别分组？这些仍需要人们事先根据统计知识和专业知识确定，最后由计算机完成。另外，任何数据输进计算机软件都能很快进行假设检验，甚至多因素分析。但如果数据质量不好，或者统计方法选择不正确，都将影响到最终的统计结果，甚至得出错误的结论。由此可见，无论计算工具多么先进，统计工作的四个步骤都是不可被忽略、被替代的。

为使读者较好地理解统计工作四个基本步骤之间的关联性及在公共卫生研究中的重要性，本书在第九章中较详细地介绍了调查研究和实验研究中的统计学设计，包括收集资料和整理资料的设计方法（本节基本步骤一至三）；第二章至第八章较系统地介绍了资料分析中的统计描述和统计推断方法（本节基本步骤四）。

本章小结

1. 卫生统计学是运用数理统计的基本原理和方法对预防医学和公共卫生领域中的科学研究进行设计，以及进行资料的收集、整理和分析的一门应用学科。本教材主要介绍卫生统计学的基本理论和方法，包括统计描述的常用指标、统计推断的参数估计和假设检验，以及调查设计与实验设计的一般原则。

2. 本教材将卫生统计资料分为两大类，即计量资料和分类资料。实际应用中，分类资料通常被细分为无序分类资料和有序分类资料两种。不同的资料类型选用不同的统计指标和统计分析方法。根据分析的需要，各类资料可进行互相转化。

3. 几个基本概念间的关系

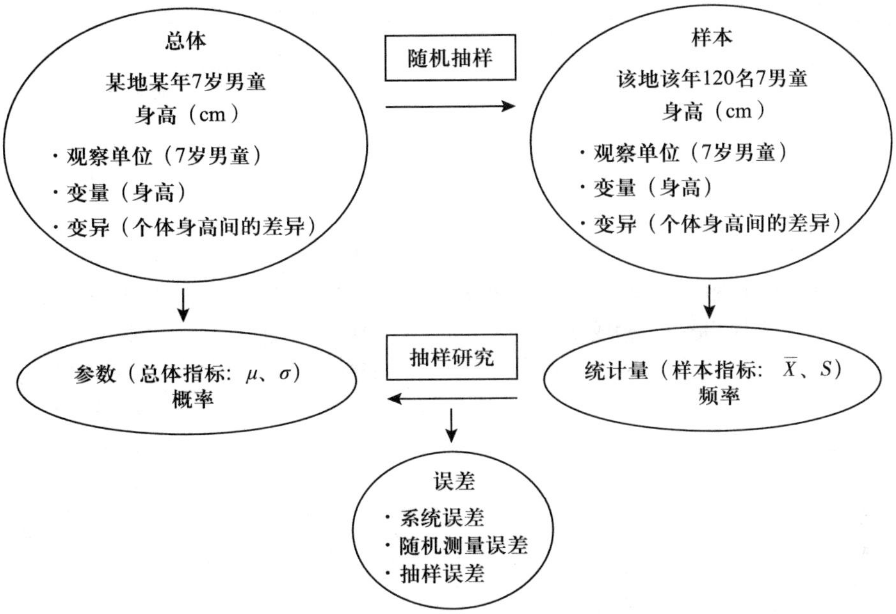

4. 收集资料过程中，系统误差尽可能避免或通过周密的设计解决。随机测量误差及抽样误差都属于随机误差，是不可避免的。随机测量误差在数据收集时应事先控制在一定范围内；抽样误差可通过统计方法估计并减小。

5. 统计工作一般分为设计、收集资料、整理资料和分析资料四个基本步骤。任何一步发生错误，都会影响统计结果及结论的正确性。

6. 学习卫生统计学的重点是掌握统计的基本概念、基本知识、基本方法、基本计算和检验结果的解释，做出正确的统计结论。对统计公式的推导不做深究，只要求正确计算、了解其含义、用途和适用条件。培养统计思维和分析问题的能力，提高实际应用的能力。

7. 几个基本概念在本书各章节的分布（表 1-2）。

表 1-2　统计学基本概念在本书各章节的分布

资料类型	变量	统计描述	统计推断	
			参数估计	假设检验
计量资料	**数值变量**	**第二章** · 集中趋势指标（平均水平） · 离散趋势指标（变异程度） · 正态分布的应用（参考值范围）	**第四章** · 均数标准误 · 总体均数的点估计 · 总体均数区间估计（小样本 / 大样本）	**第五章** **参数检验**： · 单样本 t 检验 · 两样本均数 t 检验 · 配对资料 t 检验 · 两样本均数 Z 检验（大样本） · 多个样本均数 F 检验 **非参数检验**： · 两样本的秩和检验

续表

资料类型	变量	统计描述	统计推断	
			参数估计	假设检验
计量资料	数值变量			**第七章** 两个数值变量的线性关系 · 相关分析 · 回归分析
分类资料 · 计数资料 · 等级资料	**分类变量** · 无序分类变量 · 有序分类变量	**第三章** · 率、构成比、相对比 · 构成比 · 动态数列	**第四章** · 率的标准误 · 总体率的点估计 · 总体率的区间估计	**第六章** **卡方检验**： · 成组四格表 χ^2 检验 · 配对四格表 χ^2 检验 · 多组率的 χ^2 检验 · 两样本构成比 χ^2 检验 **非参数检验**： · 等级资料的秩和检验
		第八章 统计表与统计图		

习题

在线答题

一、名词解释

1. 总体
2. 计量资料
3. 变异
4. 抽样研究
5. 统计推断

二、简答题

1. 计量资料、无序分类资料和有序分类资料 3 种资料类型的特点各是什么？
2. 3 种误差中哪种误差应该避免？哪种误差可以估计？
3. 统计工作的步骤是什么？
4. 收集资料时，对统计资料的要求是什么？

三、单项选择题

1. 本教材将统计资料分为两大类，指的是
   A. 计数资料与分类资料　　B. 计量资料与分类资料
   C. 计量资料与无序分类资料　　D. 计量资料与有序分类资料
2. 抽样研究中的样本是
   A. 总体中随机抽取的一部分　　B. 随意收集的一些观察对象
   C. 总体中特定的一部分　　D. 研究对象的少量人群

3. 随机抽查某地超市 200 份香肠，发现有 14 份添加剂超标，该资料属于

A. 计量资料　　B. 无序分类资料

C. 有序分类资料　　D. 半定量资料

4. 对某样品进行测量时，由于测量仪器事先未校正，造成测量结果普遍偏高，这种误差属于

A. 随机误差　　B. 抽样误差

C. 系统误差　　D. 随机测量误差

5. 一项调查欲了解某市某年各类连锁超市的生鲜冷冻食品冰柜数，该市每个连锁超市就是

A. 有限总体　　B. 无限总体

C. 观察单位　　D. 观察值

6. 下列指标属于统计量的是

A. μ　　B. π　　C. σ　　D. S

7. 对男、女两个样本的小学生不良饮食习惯的发生率做假设检验，这种方法属于

A. 实验设计　　B. 统计描述

C. 总体研究　　D. 统计推断

8. 通过下列来源收集到的统计资料中，属于一时性资料的是

A. 调查问卷　　B. 出生报告卡

C. 统计报表　　D. 门诊病例

四、计算分析题

某年某超市抽检熟肉制品 20 个样品的亚硝酸盐含量，将其检验结果与标准值比较判定有无超标，分别采用 3 种原始记录形式，结果如表 1-3。

表 1-3　某超市抽检熟肉制品 20 个样品的亚硝酸盐含量结果

编号	亚硝酸盐含量（mg/kg）	强度	有无超标	编号	亚硝酸盐含量（mg/kg）	强度	有无超标
1	0.08	+	无	11	0.15	+	无
2	0.00	–	无	12	0.90	++	无
3	0.00	–	无	13	0.00	–	无
4	6.03	+++	有	14	0.00	–	无
5	15.13	++++	有	15	0.56	++	无
6	0.24	+	无	16	0.00	–	无
7	0.00	–	无	17	0.00	–	无
8	0.87	++	无	18	9.23	+++	有
9	0.00	–	无	19	0.30	+	无
10	0.00	–	无	20	0.00	–	无

（1）以上 3 种记录形式所得资料各属何种类型的统计资料？

（2）请对这些资料进行合理的分组整理，并回答进一步的统计分析方法是什么。

（康晓平）

第二章　计量资料的统计描述

第二章数字资源

◎ **案例 2-1**

某研究对某地 60 名 6 月龄健康男婴做了膳食调查，计算得到日摄入能量（kcal）如下。

494.5	507.0	509.3	513.9	524.3	534.4	541.9	560.6	579.8	607.9
499.5	507.0	509.3	518.2	526.4	535.2	542.9	564.3	585.0	613.5
507.0	507.0	511.8	519.5	528.1	536.4	548.0	564.4	589.7	625.5
507.0	507.0	512.5	521.2	528.3	537.6	551.8	565.1	594.5	643.3
507.0	507.0	512.8	521.4	528.7	539.9	553.1	571.7	598.7	655.1
507.0	507.9	513.9	522.9	531.0	540.0	557.9	573.3	601.1	673.6

请回答：

1. 如何考查该资料的分布特征？
2. 应该选用何种指标描述该资料的集中趋势和离散程度？
3. 以该资料估计 6 月龄男婴日摄入能量 95% 参考值范围，应如何估算？

◎ **案例 2-2**

已知某地女童出生体重均数为 3.31 kg，标准差为 0.45 kg。

请回答：

1. 试确定该地女童出生体重 95% 参考值范围。
2. 某女童出生体重为 4 kg，该女童出生体重位于该地什么水平？

本章导读

本章共有 4 节内容。第一节讲的是当收集到计量资料的样本量较大时，可以把数据整理成表格的形式，通过表格中频数（例数）的分布可以看出数据频数分布的两个特征和频数分布的类型。这两个内容是本章后三节的基础，需要重点记住并理解表示频数分布的两个特征、几种频数分布类型的专用名词及解释。

第二节是本章的核心内容，主要介绍用于表示集中趋势（两个特征之一）的 3 种平均数的适用条件及计算。重点难点是区别 3 种平均数的适用条件和直接法计算公式，并记住 3 种平均数的名称和符号，特别是样本均数 $\overline{X}$ 的适用条件。

第三节是本章的核心内容，主要介绍用于表示离散趋势（两个特征之一）的 5 种变异指标（含方差、标准差）的适用条件及计算。重点难点是区别 5 种变异指标的适用条件和直接法计算公式，并记住 5 种变异指标的名称和符号，特别是样本标准差 S 的适用条件、概念和解释。

第四节的正态分布概念是本章第一节频数分布类型的理论扩展，难点是正态分布和标准正态分布（Z 分布）的区别及关系；正态分布的特征；正态曲线下面积分布的规律，及标准正态分布表（附录附表 1）的理解。重点是正态分布有关的专用名词和解释；记住正态分布的应用之一是结合样本均数和标准差，计算 95% 或 99% 个体观察值所在范围（参考值范围），并记住其公式及结果解释，以及 95% 或 99% 范围（双侧）对应的 Z 值分别为 Z=1.96 或 Z=2.58。

本章带星号（*）的内容不作为考核要求。

计量资料统计描述的目的是了解资料的分布特征，并根据分布特征选用适当的指标描述其集中趋势和离散程度。正态分布是一种重要的分布类型，很多资料服从正态分布，本教材有关计量资料的参数统计方法是以正态分布理论为基础。

第一节　计量资料的频数表

当计量资料的观察值较多时，为了解其分布规律和类型，需要对资料进行整理，编制频数分布表，简称频数表（frequency table）。频数表是由有序的区间（或组段）及落在各区间内的观察值的个数构成的统计表。频数表可以展示资料分布的类型，利用频数表可以计算有关样本统计量。

一、频数表的编制

例 2-1　某妇幼保健院于 2021 年随机抽取住院出生的某市 120 名足月女婴出生体重（kg），收集到的资料如下。

2.47	2.85	3.05	3.13	3.20	3.24	3.31	3.38	3.44	3.50	3.64	3.80

2.55	2.86	3.05	3.14	3.20	3.25	3.32	3.39	3.45	3.50	3.65	3.81
2.63	2.90	3.06	3.14	3.20	3.25	3.32	3.39	3.45	3.52	3.71	3.83
2.65	2.93	3.07	3.14	3.20	3.25	3.33	3.39	3.45	3.53	3.71	3.85
2.68	2.94	3.10	3.14	3.20	3.26	3.34	3.39	3.45	3.54	3.74	3.90
2.70	2.95	3.10	3.14	3.20	3.27	3.35	3.40	3.45	3.55	3.75	4.00
2.75	2.95	3.10	3.15	3.22	3.28	3.35	3.40	3.45	3.55	3.76	4.07
2.78	2.96	3.10	3.15	3.22	3.28	3.35	3.40	3.50	3.56	3.77	4.09
2.80	3.00	3.11	3.16	3.23	3.30	3.36	3.41	3.50	3.60	3.77	4.10
2.81	3.00	3.13	3.18	3.24	3.30	3.38	3.43	3.50	3.63	3.80	4.20

试做该样本的频数表（表 2-1）。

表 2-1　2021 年某市 120 名足月女婴出生体重（kg）频数表

出生体重组段 （1）	划记 （2）	频数 （3）	频率（%） （4）	累积频数 （5）	累积频率（%） （6）
2.45 ~	丅	2	1.67	2	1.67
2.60 ~	下	4	3.33	6	5.00
2.75 ~	正一	6	5.00	12	10.00
2.90 ~	正下	8	6.67	20	16.67
3.05 ~	正正正正	20	16.67	40	33.33
3.20 ~	正正正正正	25	20.83	65	54.17
3.35 ~	正正正正丅	22	18.33	87	72.50
3.50 ~	正正下	14	11.67	101	84.17
3.65 ~	正下	8	6.67	109	90.83
3.80 ~	正一	6	5.00	115	95.83
3.95 ~	下	3	2.50	118	98.33
4.10 ~ 4.25	丅	2	1.67	120	100.00
合计		120	100.00		

（一）求极差

极差（range）也称全距，用符号 R 表示，即最大值与最小值之差。本例最大值为 4.20 kg，最小值为 2.47 kg，极差 R=4.20−2.47=1.73（kg）。

（二）确定组数、组距和组段

1. 组数　一般设 8 ~ 15 个组。可根据观察例数的多少酌情增减组数。

2. 组距　用符号 i 表示，相邻两个组的下限之差为组距。各组之间可以等组距，也可以不等组距，一般采用等组距。组距 i= 极差 / 组数。本例先将组数初步定为 10，极差

R=1.73，故组距 i=1.73/10=0.17 ≈ 0.15。

3. 组段　首先取比最小值略小一点的数 2.45 为第一组段的起点（下限），组段的终点（上限）为 2.45+0.15=2.60，因连续性变量无间断点，故规定上限值忽略。换言之，前一组段的上限即是后一组段的下限，因而第一组段记为 2.45 ~；类似地，后续组段为 2.60 ~，……，3.95 ~；但是最后一个组段必须封口并且包含最大值，本例记为 4.10 ~ 4.25，如表 2-1 第（1）栏。

（三）列表划记、求频数

根据上述的组段序列制成频数分布表，将原始数据采用手工划记法，得到各个组段的例数即频数，如表 2-1 第（2）、（3）栏。如果将例 2-1 的原始数据直接录入到计算机软件中（如 Excel 表格），计算机可根据事先确定的组数、组距和组段，自动生成各组段的频数，如表 2-1 第（3）栏。

（四）求频率、累积频数、累积频率

频率 = 频数 / 合计；累积频数为本组段及其小于本组段的各组频数之和；累积频率为本组段及其小于本组段的各组频率之和，如表 2-1 第（4）、（5）、（6）栏。

频数分布表的资料可以绘制成直方图（图 2-1）。直方图可更直观反映资料分布规律（直方图的编制方法参见第八章）。

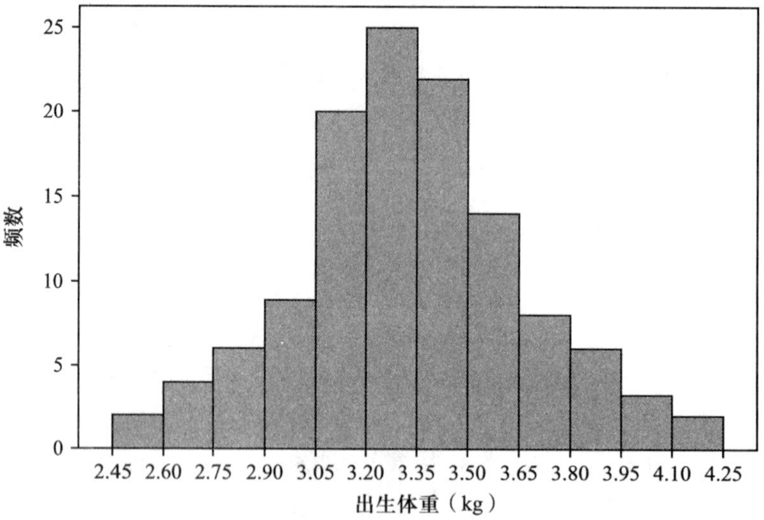

图 2-1　2021 年某市 120 名足月女婴出生体重频数分布直方图

二、频数分布的两个特征

从频数表或直方图可以看到频数分布的两个重要特征：集中趋势（central tendency）和离散趋势（tendency of dispersion）。集中趋势指频数分布向某处集中的现象，离散趋势指资料的分布范围和密度。表 2-1 和图 2-1 中出生体重在 3.3 kg 左右的例数较多、密度较大，而两端例数较少、密度较小。集中趋势和离散趋势是频数分布的两个重要方面，它们共同描述计量资料的分布特征。

三、频数分布的类型

频数分布的类型有对称分布和偏态分布。对称分布的图形是左右对称。偏态分布的图形为中心位置偏向一侧，左右不对称。如果集中位置偏左，称为正偏态分布；若集中位置偏右，则称为负偏态分布。如果偏态分布的资料，其原始数据经过对数转换后（如用原始数据的对数值 $\lg X$ 代替 X）服从正态分布，称为对数正态分布。资料分布类型不同，资料所适用的统计方法不同。

四、频数表的用途

1. 便于观察资料的分布类型和分布特征。如例 2-1 中 2021 年某市 120 名足月女婴出生体重数据，通过编制频数表和观察频数分布图，易发现该数据呈中间高、两边低趋势，近似对称分布。

2. 常作为大样本资料的表达形式。在样本量较大的情况下，直接报告原始数据烦琐且不直观，常以频数表的形式描述数据。

3. 在没有计算机的条件下，大样本资料经手工整理后，便于进一步计算统计指标和进行统计分析。

4. 便于发现某些特大或特小的异常值，方便检查及核实原始资料。

第二节 描述集中趋势的指标

平均数（average）是描述一组观察值的集中趋势（集中位置）或平均水平的统计指标。常用的平均数有算术平均数、几何均数和中位数。

一、算术平均数

算术平均数（arithmetic mean）简称均数（mean），由原始数据求和后除以样本量计算得到，是最常用的一种平均数。习惯上用 μ 表示总体均数，用$\overline{X}$表示样本均数。均数反映一组观察值在数量上的平均水平。

（一）均数的适用条件

均数适用于对称分布资料尤其是正态分布资料，因为均数可以很好地描述这类资料的平均水平。对于偏态分布资料或等比资料，均数的代表性不好，需要考虑中位数或几何均数。

（二）均数的计算

均数的计算方法有直接法和加权法。

1. 直接法　将所有观察值 X_1、X_2、…、X_n 直接相加，再除以观察值的个数 n，其公式为：

$$\boxed{\overline{X}=\frac{X_1+X_2+X_3+\cdots+X_n}{n}=\frac{\sum X}{n}} \qquad (2\text{-}1)$$

公式中“Σ”是希腊字母，读作 sigma，为求和符号。

例 2-2 7 份牛乳样品的乳糖含量（g/100 ml）分别为：4.8、5.2、4.8、4.7、5.0、5.1、4.9，求平均含量。

$$\overline{X}=\frac{4.8+5.2+4.8+4.7+5.0+5.1+4.9}{7}=4.93\ (\text{g/100 ml})$$

本例 7 份牛乳样品的平均乳糖含量是 4.93 g/100 ml。

例 2-3 对例 2-1 中 2021 年某市 120 名足月女婴出生体重（kg）数据，用直接法计算均数。

$$\overline{X}=(2.47+2.55+\cdots+4.10+4.20)/120=3.314\ (\text{kg})$$

该样本的足月女婴平均出生体重是 3.314 kg。

2. 加权法（weighting method） 当资料中出现相同的观察值个数较多时，可将相同观察值的个数（即频数 f）乘以该观察值 X，以代替相同观察值逐个相加。其公式为：

$$\overline{X}=\frac{f_1X_1+f_2X_2+\cdots+f_kX_k}{f_1+f_2+\cdots+f_k}=\frac{\sum fX}{\sum f} \tag{2-2}$$

例 2-4 9 名 7 岁男童的身高（cm）分别为：114、116、116、117、117、117、118、118、121。用加权法求身高的均数。

$$\overline{X}=\frac{1\times114+2\times116+3\times117+2\times118+1\times121}{1+2+3+2+1}=117.1\ (\text{cm})$$

该样本 7 岁男童的平均身高是 117.1 cm。

可以利用频数表中的数据使用加权法，即公式（2-2），求均数的近似结果。具体方法为：以各组段的组中值作为 X，以各组段的频数作为 f。组中值为本组段的下限与下一个组段的下限相加再除以 2，如表 2-1 中，“2.45 ~”组段的组中值为（2.45+2.60）/2=2.525。

例 2-5 对例 2-1 中 2021 年某市 120 名足月女婴出生体重（kg）数据，用加权法求均数，见表 2-2 第（2）栏至第（4）栏。

表 2-2 2021 年某市 120 名足月女婴出生体重（kg）均数及标准差的计算（加权法）

出生体重 （1）	频数，f （2）	组中值，X （3）	fX （4）=（2）×（3）	fX^2 （5）=（4）×（3）
2.45 ~	2	2.525	5.050	12.751
2.60 ~	4	2.675	10.700	28.623
2.75 ~	6	2.825	16.950	47.884
2.90 ~	8	2.975	23.800	70.805
3.05 ~	20	3.125	62.500	195.313
3.20 ~	25	3.275	81.875	268.141
3.35 ~	22	3.425	75.350	258.074
3.50 ~	14	3.575	50.050	178.929
3.65 ~	8	3.725	29.800	111.005

续表

出生体重 (1)	频数，f (2)	组中值，X (3)	fX (4)=(2)×(3)	fX^2 (5)=(4)×(3)
3.80～	6	3.875	23.250	90.094
3.95～	3	4.025	12.075	48.602
4.10～4.25	2	4.175	8.350	34.861
合计	120（$\sum f$）		399.750（$\sum fX$）	1345.082（$\sum fX^2$）

$$\bar{X}=\frac{2.525\times2+2.675\times4+\cdots+4.175\times2}{120}=3.33\text{（kg）}$$

我们将例 2-3 和例 2-5 的计算结果比较一下发现，直接法和加权法算得均数略有差别，这是由于加权法以组中值代替原始变量值所产生的误差。直接法是准确的算法，加权法是近似算法。对于大样本的原始资料，在有计算机的条件下，完全可以用直接法计算均数。对于无原始测量值而只有频数表的资料时（如报表数据），可以用加权法计算近似的均数。

二、几何均数（geometric mean）

几何均数用符号 G 表示。对于原始数据服从正偏态分布，经对数转化满足对数正态分布的计量资料，可以计算几何均数表示其平均水平。

（一）几何均数的适用条件

1. 等比资料，如医学上的血清抗体滴度、人口几何增长等资料。

2. 对数正态分布资料（有些正偏态分布的资料，原始数据经过对数转换后服从正态分布），如疾病的潜伏期等资料。

上述资料宜用几何均数描述其平均水平。

（二）几何均数的计算

1. 直接法　当样本量 n 较小时，常用直接法求几何均数。直接法即直接将 n 个观察值（X_1、X_2、…、X_n）的乘积开 n 次方，其计算公式为：

$$G=\sqrt[n]{X_1\cdot X_2\cdots\cdot X_n} \tag{2-3}$$

其对数形式为：

$$\boxed{G=\lg^{-1}\left(\frac{\lg X_1+\lg X_2+\cdots+\lg X_n}{n}\right)=\lg^{-1}\left(\frac{\sum\lg X}{n}\right)} \tag{2-4}$$

例 2-6　4 名肝炎患者的 HBsAg 血清抗体滴度为 1∶4、1∶8、1∶16、1∶64，求其平均滴度。

$$G=\sqrt[4]{4\times8\times16\times64}=13.45$$

$$\text{或 } G=\lg^{-1}\left(\frac{\lg4+\lg8+\lg16+\lg64}{4}\right)=13.45$$

由于血清抗体滴度是等比资料，通常计算结果取整，故本样本的平均抗体滴度为1∶14。

2. 加权法＊　当资料中相同观察值个数较多时，或为频数表资料时，可用下式计算：

$$G=\lg^{-1}\left(\frac{\sum f\lg X}{\sum f}\right) \tag{2-5}$$

公式中 X 为各组的效价或滴度等的倒数（等比资料时）或各组的组中值（对数正态分布资料时），f 为各组的频数。

例 2-7　30 名麻疹易感儿童接种麻疹疫苗 1 个月后，血凝抑制抗体滴度和人数见表 2-3 第（1）、（2）栏，求平均滴度。

（1）本资料为等比数据，先将表 2-3 中的滴度倒数 X 转换为对数值 $\lg X$，然后计算 $f\lg X$，得到 $\sum f\lg X=50.5728$。

（2）代入公式（2-5），求几何均数。

$$G=\lg^{-1}\left(\frac{\sum f\lg X}{\sum f}\right)=\lg^{-1}\left(\frac{50.5728}{30}\right)=48.5$$

30 名麻疹易感儿童免疫后的平均血凝抑制抗体滴度取整数为 1∶49。

表 2-3　平均血凝抑制抗体滴度计算表

抗体滴度 （1）	人数，f （2）	滴度倒数，X （3）	$\lg X$ （4）	$f\lg X$ （5）=（2）×（4）
1∶8	2	8	0.9031	1.8062
1∶16	6	16	1.2041	7.2246
1∶32	5	32	1.5051	7.5255
1∶64	10	64	1.8062	18.0620
1∶128	4	128	2.1072	8.4288
1∶256	2	256	2.4082	4.8164
1∶512	1	512	2.7093	2.7093
合计	30（$\sum f$）			50.5728（$\sum f\lg X$）

三、中位数（median）

中位数用符号 M 表示，它是指一组由小到大按顺序排列的观察值中位次居中的那个观察值。全部观察值中大于和小于中位数的观察值的个数相等。

（一）中位数的特点和适用条件

1. 和均数相比，中位数不受分布两端特大值或特小值的影响，故中位数比较稳定，但它只反映了居中位置个体值的信息。由于中位数是位居中间的那个观察值，也称第 50 百分位数（P_{50}）。

2. 对于对称分布的资料，理论上中位数和均数相等；而对于正偏态分布的资料，中位数小于均数，对于负偏态分布的资料则相反。

3. 中位数的适用条件 ①常用于描述偏态分布资料，或分布类型不明确的资料的集中位置。例如，居民的家庭收入呈正偏态分布，低收入家庭占多数，而少数高收入家庭收入远高于一般家庭，如果用平均数来描述家庭收入，则无代表性，不能反映多数人的实际收入水平，而中位数则能合理地描述居民的收入平均水平。②当原始资料的一端或两端无确定数值时，不能求均数和几何均数，但可求中位数。

（二）中位数的计算

中位数可由直接法和频数表法求得。

1. 直接法 当观察例数较少时，可直接由原始数据求中位数。先将观察值按由小到大顺序排列，再按公式（2-6）或公式（2-7）计算。

$$n\text{ 为奇数时，}M=X_{\left(\frac{n+1}{2}\right)} \tag{2-6}$$

$$n\text{ 为偶数时，}M=\left[X_{\left(\frac{n}{2}\right)}+X_{\left(\frac{n}{2}+1\right)}\right]/2 \tag{2-7}$$

公式中 n 为观察值个数，X 的下角标$\left(\frac{n+1}{2}\right)$、$\left(\frac{n}{2}\right)$、$\left(\frac{n}{2}+1\right)$为有序数列中观察值的位次，$X_{\left(\frac{n+1}{2}\right)}$、$X_{\left(\frac{n}{2}\right)}$、$X_{\left(\frac{n}{2}+1\right)}$为相应位次上的观察值。

例 2-8 5 例某病患者的潜伏期分别为 2、2、3、4、5 天，求其中位数。

本例 $n=5$，为奇数，按公式（2-6）求中位数。

$$M=X_{\left(\frac{5+1}{2}\right)}=X_3=3\text{（天）}$$

若上例又加 1 名患者，其潜伏期为 7 天，则 n 为 6，须按公式（2-7）计算。

$$M=\left[X_{\left(\frac{6}{2}\right)}+X_{\left(\frac{6}{2}+1\right)}\right]/2=(X_3+X_4)/2=(3+4)/2=3.5\text{（天）}$$

例 2-9 利用例 2-1 中 2021 年某市 120 名足月女婴出生体重（kg）数据，用直接法计算出生体重的中位数 M。该数据样本含量为偶数，按公式（2-7）计算如下。

$$M=\left[X_{\left(\frac{120}{2}\right)}+X_{\left(\frac{120}{2}+1\right)}\right]/2=(X_{60}+X_{61})/2=(3.30+3.31)/2=3.305\text{（kg）}$$

本例的中位数表示该样本的平均出生体重为 3.305 kg，与前面用直接法计算的均数（$\overline{X}$=3.314 kg）非常接近，符合对称分布资料的特点，即对称分布资料理论上中位数等于均数。

> 注：实际应用时，中位数的计算非常简单，即将全部数据从小到大排序，居于中间位置的数值就是中位数。

2. 频数表法 * 当观察值的例数较多时，先将观察值整理成频数表，按组段由小到大计算累积频数和累积频率，再按公式（2-8）计算中位数。

$$M=L+\frac{i}{f_M}\left(\frac{n}{2}-\sum f_L\right) \tag{2-8}$$

公式中 L 为包括中位数（即累积频率为 50%）的那个组段的下限，i 为该组段的组距，f_M 为该组段的频数，$\sum f_L$ 为小于 L 的各组段的累积频数，n 为总例数。

例 2-10 某校 70 例急性食物中毒患者的潜伏期及相应人数见表 2-4 第（1）、（2）栏，求急性食物中毒的平均潜伏期。

表 2-4 某校急性食物中毒潜伏期的中位数和百分位数计算表

潜伏期（天）（1）	人数，f（2）	累积频数，$\sum f$（3）	累积频率（%）（4）
0 ~	1	1	1.43
1 ~	7	8	11.43
2 ~	32	40	57.14
3 ~	11	51	72.86
4 ~	11	62	88.57
5 ~	4	66	94.29
6 ~	2	68	97.14
7 ~	1	69	98.57
8 ~	1	70	100.00
合计	70		

（1）首先确定中位数所在的组段：中位数是第 50 百分位数，因 $n/2=35$ 例，可知其应在表 2-4 中的累积频数（$\sum f$）为 40 或累积频率为 57.14% 这一组段，即中位数在“2 ~”组段内。按公式（2-8），本例 $L=2$、$i=1$、$f_M=32$、$\sum f_L=8$、$n=70$。

（2）代入公式（2-8）得：

$$M=2+\frac{1}{32}\left(\frac{70}{2}-8\right)=2.84\text{（天）}$$

该样本 70 例急性食物中毒患者的平均潜伏期是 2.84 天。

第三节　描述离散趋势的指标

频数分布有集中趋势和离散趋势两个主要特征，前者反映数据的平均水平，后者则反映数据的离散程度，也称变异程度或变异水平。两者结合起来可以全面地描述计量数据的分布规律。

例 2-11 两个农场各选送的 5 份不同批次生产的黑木耳样本中铁含量（mg/100 g）如下，试分析其离散趋势。

甲农场	96	97	97	97	98
乙农场	93	95	97	99	101

虽然两组资料均数相同，都是 97（mg/100 g），但各组数据内的离散程度即个体变异性不同。可以看出甲农场数据的离散程度小，即数据间变异性小，体现出 5 份批次产品质量稳定；而乙农场则相反。

离散程度是指观察指标的个体变异大小，称为变异指标。用于描述离散趋势的指标通常有极差（range）、四分位数间距（interquartile range，IQR）、方差（variance）、标准差（standard deviation）和变异系数（coefficient of variation，CV），其中方差和标准差是常用的变异指标。

一、极差

极差亦称全距，用符号 R 表示。极差是一组观察值中最大值与最小值之差，用于反映观察值变异的范围大小。极差大，说明变异度大。如上述两组黑木耳样品铁含量数据中，甲农场极差 R=98−96=2（mg/100 g），乙农场极差 R=101−93=8（mg/100 g），二者比较，乙农场样品变异程度大于甲农场样品变异程度。

极差的适用条件：该指标适用于表示任何分布资料的离散趋势或程度。

极差计算简单，容易理解。但其缺点为：①除最大值和最小值外，不能反映组内其他数据的变异程度。②易受个别特大值、特小值的影响，不够稳定。往往样本越大，抽到最大值和最小值的可能性越大，极差也越大。

二、四分位数间距

四分位数间距用符号 Q 表示。一组数据的下四分位数即第 25 百分位数（P_{25}），用 Q_L 表示；上四分位数即第 75 百分位数（P_{75}），用 Q_U 表示。四分位数间距即上四分位数 Q_U 与下四分位数 Q_L 之差，也就是 $P_{75}-P_{25}$。它包括按由小到大顺序排列的观察值中的中间一半观察值。它和极差类似，仍未考虑到每个观察值的变异度。但它比极差稳定。

四分位数间距的适用条件：该指标适用于任何分布资料，主要用于偏态资料、分布未知的资料，以及末端无确定数据的资料。

同类资料的 Q 值比较，若 Q 值越大，则表示数据分布的变异度越大。常将中位数与四分位数间距一起用于描述偏态分布资料的平均水平和变异程度。Q 值的计算为：

$$Q=Q_U-Q_L=P_{75}-P_{25} \tag{2-9}$$

例 2-12　求表 2-4 中某校急性食物中毒潜伏期的四分位数间距。先计算第 75 百分位数和第 25 百分位数，百分位数的计算可参照中位数的频数表法，即公式（2-8）中的 M 改为 P_{75} 或 P_{25}。

$$P_{75}=4+\frac{1}{11}(70\times75\%-51)=4.14\text{（天）}$$

$$P_{25}=2+\frac{1}{32}(70\times25\%-8)=2.30\text{（天）}$$

$$Q=4.14-2.30=1.84\text{（天）}$$

本例四分位数间距为 1.84 天，表示该样本急性食物中毒潜伏期的个体变异为 1.84 天。

三、方差

方差是根据全部观察值计算的用于反映个体离散程度的指标。为全面利用每个观察值的信息来考查数据的离散程度，应考虑每个观察值（变量值）X 与均数 μ 之差，称为离均差 $X-\mu$。由于 $X-\mu$ 有正有负，相互抵消，这样就不能反映变异度大小，故将离均差平方后再相加，即 $\sum(X-\mu)^2$，称为离均差平方和。但 $\sum(X-\mu)^2$ 大小，除了与变异度有关外，还与观察值的个数 N 的多少有关。即使两总体变异度相同，N 大则 $\sum(X-\mu)^2$ 亦大。为消除这一影响，求其平均来描述离散趋势，这就是总体方差，用符号 σ^2 表示。

$$\sigma^2=\frac{\sum(X-\mu)^2}{N} \tag{2-10}$$

实际工作中，总体均数 μ 和总例数 N 一般是未知的，只有样本数据。有了样本例数 n，可以计算样本均数 $\overline{X}$，也可以计算样本方差，用样本方差作为总体方差的估计值。样本方差用 S^2 表示，计算公式为：

$$\boxed{S^2=\frac{\sum(X-\overline{X})^2}{n-1}=\frac{\sum X^2-(\sum X)^2/n}{n-1}} \tag{2-11}$$

公式中分母为 $n-1$，在统计学上称为自由度（degree of freedom），其意义是随机变量能“自由”取值的个数。如公式（2-11），样本例数即样本量为 n，当 $\overline{X}$ 确定后，随机变量 X 的自由取值个数是 $n-1$。

方差的适用条件：该指标适用于描述对称分布，尤其正态分布资料的离散趋势或程度。

用样本数据计算得到的 S^2 可以反映全部观察值的变异情况，S^2 越大，观察值的变异度越大，即离散程度越大。

四、标准差

方差的单位是原来测量单位的平方，使用时有不便之处。将方差开平方后，所得的结果就是标准差，其测量单位和原始变量单位一致。标准差的概念与方差一样，是根据全部观察值计算的用于反映个体离散程度的指标。总体标准差用符号 σ 表示，样本标准差用符号 S 表示。其公式分别为：

$$\sigma=\sqrt{\frac{\sum(X-\mu)^2}{N}} \tag{2-12}$$

$$\boxed{S=\sqrt{\frac{\sum(X-\overline{X})^2}{n-1}}} \tag{2-13}$$

1. 标准差的适用条件　标准差用于描述对称分布资料，尤其正态分布资料的离散趋势或程度。

2. 标准差的意义　标准差可反映全部个体观察值的离散程度，标准差越大，观察值的变异度越大，数据越分散，均数的代表性越差。标准差越小，说明资料离散程度小，资料较集中，均数的代表性好。

3. 标准差的计算

（1）直接法：从公式（2-13）可推导出公式（2-14）。在手工计算标准差时，使用公式（2-14）较为方便。

$$S=\sqrt{\frac{\sum X^2-\frac{(\sum X)^2}{n}}{n-1}} \tag{2-14}$$

例 2-13　求例 2-2 中 7 份牛乳样品中乳糖含量的标准差。

$$\sum X=4.8+5.2+4.8+4.7+5.0+5.1+4.9=34.5$$

$$\sum X^2=4.8^2+5.2^2+4.8^2+4.7^2+5.0^2+5.1^2+4.9^2=170.23$$

$$S=\sqrt{\frac{170.23-34.5^2/7}{7-1}}=0.18\ (\text{g/100 ml})$$

（2）加权法：频数表资料可用加权法计算标准差，公式如下

$$S=\sqrt{\frac{\sum fX^2-\frac{(\sum fX)^2}{n}}{n-1}} \tag{2-15}$$

例 2-14　利用例 2-1 中 2021 年某市 120 名足月女婴出生体重（kg）的频数表数据（表 2-2），用加权法求标准差。

将表 2-2 中 $\sum f=120$，$\sum fX=399.75$，$\sum fX^2=1345.08$，代入式（2-15）得：

$$S=\sqrt{\frac{1345.08-399.75^2/120}{120-1}}=0.34\ (\text{kg})$$

2021 年某市 120 名足月女婴出生体重的标准差为 0.34 kg。

五、变异系数

变异系数用符号 CV 表示，是标准差 S 与均数 $\overline{X}$ 之比，常用百分数表示，公式为：

$$CV=\frac{S}{\overline{X}}\times 100\% \tag{2-16}$$

变异系数是一个相对变异指标，反映数据分布的相对离散程度，它没有度量衡单位。变异系数的适用条件如下。

1. 比较度量衡单位不同的多组资料间的变异性。例如，某地 10 岁男童身高均数为 133.41 cm，标准差为 4.74 cm，体重均数为 28.76 kg，标准差为 2.54 kg。欲比较身高和体重何者变异大，由于度量衡单位不同，不能直接用标准差来比较，可以使用变异系数比较。本例：

$$身高\ CV=\frac{4.74}{133.41}\times 100\%=3.55\%$$

$$体重\ CV=\frac{2.54}{28.76}\times 100\%=8.83\%$$

可见，该地 10 岁男童体重的变异度大于身高的变异度，说明 10 岁男童身高的个体差异比体重小。

2. 比较均数相差悬殊的多组资料的变异度。由表 2-5 可见，从标准差结果看，似乎 12 月龄组婴儿蛋白质摄入量（g/d）变异性（*S*=4.50）远大于另外两组，而 12 月龄组婴儿蛋白质摄入量（g/d）均数也与另外两组差别较大，明显高于其他两个组的均数，此时就不能直接用标准差这个指标比较 3 组蛋白质摄入量的变异大小，需要用相对变异指标进行比较。表 2-5 中的变异系数表明，4 月龄组相对变异程度（*CV*=23.3%）略大于另两组，6 月龄组和 12 月龄组变异程度比较接近。

表 2-5　不同月龄婴儿蛋白质摄入量（g/d）变异性比较

月龄	均数	标准差	变异系数（%）
4	11.5	2.68	23.3
6	12.0	2.61	21.8
12	21.2	4.50	21.2

注：数据选自 2022 年某市婴幼儿膳食调查资料。

第四节　正态分布及其应用

一、正态分布的概念和特征

将表 2-1 中的出生体重资料绘成直方图（图 2-1），可见高峰位于中间，均数附近频数最多，两侧频数较少，大致对称。如果把直方图的边缘平滑处理，可以得到一条以均数为中心的中间高、两侧逐渐降低、左右对称的钟形曲线（图 2-2），这条曲线近似于数学上的

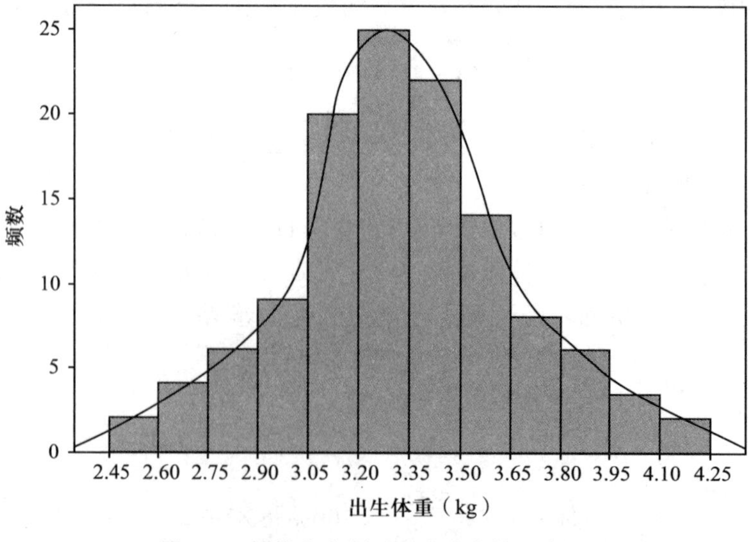

图 2-2　频数分布渐近正态分布的示意图

正态分布（normal distribution）曲线。

正态分布是一种很重要的连续型分布，因此有必要了解其数学特征。

（一）正态分布的密度函数及其图形

正态分布的密度函数记为 $f(X)$，即正态分布方程如下：

$$f(X)=\frac{1}{\sigma\sqrt{2\pi}}e^{\frac{-(X-\mu)^2}{(2\sigma^2)}}\qquad -\infty<X<+\infty \tag{2-17}$$

公式中 μ 为均数，σ 为标准差，π 为圆周率即 3.14159，e 为自然对数的底即 2.71828，μ 和 σ 为常数，称为正态分布参数。μ 为位置参数，它描述了正态分布集中趋势的位置；σ 为变异度参数，反映正态分布的离散程度。通常用 $X \sim N(\mu, \sigma)$ 表示 X 服从均数为 μ、标准差为 σ 的正态分布。

（二）标准正态变换和标准正态分布

为应用方便，常将服从正态分布的原始变量 X 进行变量变换。

$$\boxed{Z=\frac{X-\bar{X}}{S}} \tag{2-18}$$

这种变换称为标准正态变换（或 Z 变换）。Z 值称为标准正态变量，它服从均数为 0、标准差为 1 的标准正态分布，即 $Z \sim N(0, 1)$。通过标准正态变换，可将原始数据的正态分布变换为标准正态分布，亦称 Z 分布。

标准正态分布的密度函数如下。

$$\varphi(Z)=\frac{1}{\sqrt{2\pi}}e^{-Z^2/2}\qquad -\infty<Z<+\infty \tag{2-19}$$

$\varphi(Z)$ 为标准正态分布的密度函数，即纵坐标高度。根据 Z 的不同取值，就可按公式（2-19），绘出标准正态分布的图形。

（三）正态分布的特征

1. 正态曲线在横轴上方均数处最高。

2. 正态分布以均数为中心，左右对称。

3. 正态分布有两个参数，即均数 μ 和标准差 σ。μ 是位置参数，σ 是变异度参数。有了 μ 和 σ，正态分布就确定下来了。正态分布用 $N(\mu, \sigma)$ 表示。标准正态分布是特殊的正态分布，用 $N(0, 1)$ 表示，即标准正态分布的 $\mu=0$、$\sigma=1$。

4. 正态分布曲线下的面积分布有一定的规律。

二、正态曲线下面积的分布规律

正态分布曲线下面积代表变量在一定的区间内取值的概率。正态曲线下面积的分布是有规律的，这一规律对于正态分布在实际工作中的应用有重要意义。

（一）正态分布及标准正态分布曲线下的面积

正态曲线下横轴上一定区间的面积可以通过对公式（2-17）积分来求得，即：

$$F(X)=\frac{1}{\sigma\sqrt{2\pi}}\int_{-\infty}^{X}e^{-(X-\mu)^2/(2\sigma^2)}\,dX \tag{2-20}$$

公式中 $F(X)$ 为正态变量 X 的累积分布函数，如图 2-3A 所示，反映正态曲线下，横轴尺度自 $-\infty$ 到 X 的面积，即下侧的累积面积（概率）。然而该积分的计算比较繁琐。

标准正态曲线下的面积可通过对公式（2-19）积分求得，即：

$$\Phi(Z)=\int_{-\infty}^{Z}\mathrm{e}^{-Z^2/2}\mathrm{d}Z \tag{2-21}$$

公式中 $\Phi(Z)$ 为标准正态变量 Z 的累积分布函数，如图 2-3B 所示，反映标准正态曲线下，横轴尺度自 $-\infty$ 到 Z 的面积，即下侧的累积面积（概率）。为了省去我们计算的麻烦，统计学家已按公式（2-21）求积分，并编制出标准正态分布曲线下面积表即标准正态分布表（附录附表 1），我们可以通过查表求出标准正态曲线下某个区间的面积。

在实际应用中，对于服从正态分布的数据，只须通过变量变换把正态变量 X 变换为标准正态变量 Z，然后再查标准正态分布表，就可以很容易地得到正态曲线下某个区间的面积。

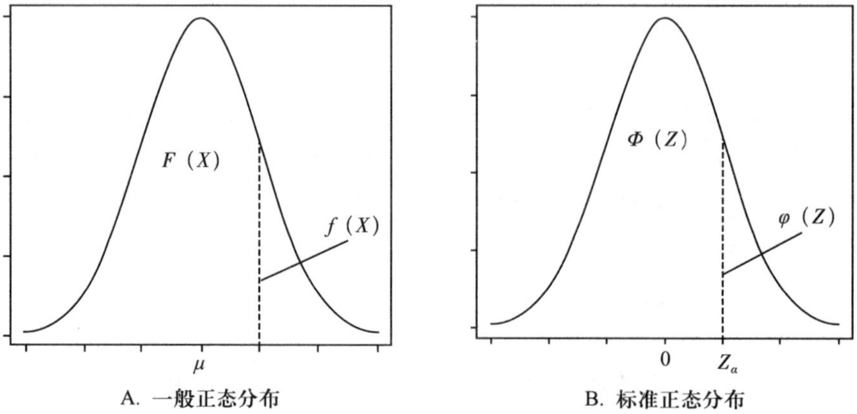

图 2-3　正态分布的面积与纵高

（二）标准正态分布表（附录附表 1）

1. 标准正态曲线下横轴上的总面积为 1 或 100%。

2. 标准正态曲线以 0（均数）为中心，左右完全对称，所以曲线下对称于 0 的区间面积相等，因而附录附表 1 只列出 $\Phi(-Z)$ 值。例如，当 $Z=-2.58$，查附录附表 1，在表的左侧找到 -2.5，在表的上方找到 0.08，二者相交处为 0.0049，即标准正态曲线下从 $-\infty$ 到 $Z=-2.58$ 的面积为 0.0049（0.49%）；根据曲线的对称性，从 $Z=2.58$ 到 $+\infty$ 的面积亦为 0.0049（0.49%）；由于整个曲线下的面积为 1（100%），可推测（-2.58，2.58）区间内的面积为 $1-2\times0.0049=0.99$（或 99%）。

当 $Z=-1.96$，查附录附表 1，得到标准正态曲线下从 $-\infty$ 到 $Z=-1.96$ 的区间面积为 0.025（2.5%）；根据曲线的对称性，从 $Z=1.96$ 到 $+\infty$ 的面积亦为 0.025（2.5%）；由于整个曲线下的面积为 1（100%），可推测（-1.96，1.96）区间内的面积为 $1-2\times0.025=0.95$（或 95%）。

因此，对于正态分布资料，理论上 $\mu\pm1.96\sigma$（$\mu-1.96\sigma$，$\mu+1.96\sigma$）的区间面积（观察单位数）占总面积（总观察单位数）的 95%，在此区间之外的面积即两侧尾部的面积（2.5%+2.5%）为 5%，通常用 α=0.05 表示，如图 2-4A。理论上 $\mu \pm 2.58\sigma$（$\mu-2.58\sigma$，$\mu+2.58\sigma$）的区间面积（观察单位数）占总面积（总观察单位数）的 99%，在此区间之外的面积即两侧尾部的面积（0.5%+0.5%）为 1%，如图 2-4B。

然而在实际应用中却很少已知 μ 和 σ，当样本含量较大时，可用样本均数 $\overline{X}$ 和样本标准差 S 作为 μ 和 σ 的估计值。此时常用的标准正态曲线下的面积分布规律有：

> $\overline{X} \pm 1.96S$（$\overline{X}-1.96S$，$\overline{X}+1.96S$）包括所有观察值的 95%；$\overline{X} \pm 2.58S$（$\overline{X}-2.58S$，$\overline{X}+2.58S$）包括所有观察值的 99%。

上述公式中的 1.96 和 2.58，也可以从正态分布的另一个角度理解，是指正态曲线下两侧尾部的面积为 5%（α=0.05）时，Z=1.96；及正态曲线下两侧尾部的面积为 1% 时，Z=2.58。这种理解在后面的章节中有所应用。

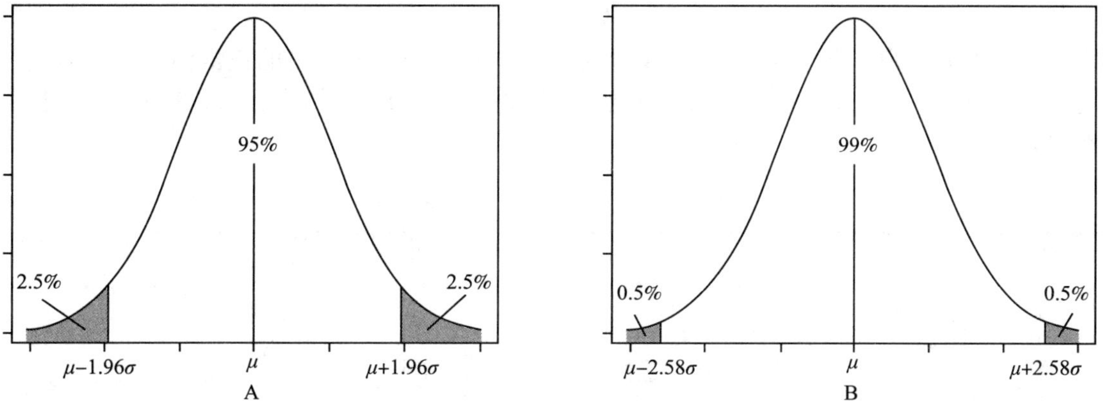

图 2-4　正态分布曲线下面积分布示意图

3. 对于服从正态分布的资料，若求曲线下任意（X_1，X_2）区间的面积，可先将已知变量 X_1 和 X_2 做标准化变换（Z 变换），然后借助标准正态分布表求得。当正态分布 μ 和 σ 已知时，$Z=\dfrac{X-\mu}{\sigma}$，再查表求出相应的面积。若 μ 和 σ 未知，但样本量足够大，常用样本均数 $\overline{X}$ 和标准差 S 分别代替 μ 和 σ，进行 Z 变换时，$Z=\dfrac{X-\overline{X}}{S}$，再查表求出相应的面积。

例 2-15　已知某地 120 名 5 岁女童身高均数 $\overline{X}$ =111.16 cm，标准差 S=5.094 cm。请回答：①该年龄组女童身高在 120 cm 以上者占总人数的比例。② 95% 的该年龄组女童身高范围。

（1）已知身高 X=120 cm，先做标准正态变换 $Z=\dfrac{120-111.16}{5.094}$=1.74，查附录附表 1，在左侧找到 Z=−1.74，得到 −∞ 至 −1.74 的面积为 0.041 或 4.1%，故 1.74 至 +∞ 的面积也为 4.1%，即身高在 120 cm 以上者的比例是 4.1%。

（2）根据正态曲线下的面积分布规律，可用$\overline{X}\pm1.96S$或（$\overline{X}-1.96S$，$\overline{X}+1.96S$）来估计95%的5岁女童身高所在范围，即（111.16−1.96×5.094，111.16+1.96×5.094），结果是95%的5岁女童身高的所在范围为（101.18，121.14）cm。

三、正态分布的应用

许多医学现象服从正态分布或近似正态分布，如同年龄、同性别儿童及同性别健康成人身高、体重，同性别健康成人的红细胞计数、血红蛋白含量、胆固醇含量等，以及实验中的随机误差等均服从正态分布，可按正态分布的规律来进行统计处理。对于一些对数正态分布资料，亦可按正态分布规律处理。

（一）医学参考值的估计

参考值范围又称正常值范围。医学上常把包括绝大多数人某项指标的数值范围称为该指标的参考值范围。按公式（2-22）计算医学参考值。

$$\boxed{\overline{X}\pm ZS} \tag{2-22}$$

式中$\overline{X}$为均数，S为标准差，Z值的确定是与估计单侧或双侧的正常值范围相对应的（表2-6）。单侧Z值表达符号为Z_{α}，双侧Z值表达符号为$Z_{\alpha/2}$。α可以取任意值，统计中常用α=0.05、α=0.01。

表2-6　医学参考值范围的制订

参考值范围（%）	正态分布法		
	双侧	单侧	
		下限	上限
90	$\overline{X}\pm1.64S$	$\overline{X}-1.28S$	$\overline{X}+1.28S$
95	$\overline{X}\pm1.96S$	$\overline{X}-1.64S$	$\overline{X}+1.64S$
99	$\overline{X}\pm2.58S$	$\overline{X}-2.33S$	$\overline{X}+2.33S$

注：当资料呈正态分布或近似正态分布时，可以估计正常人某项指标的常用参考值范围，双侧范围的通用公式为$\overline{X}\pm Z_{\alpha/2}S$。95%的参考值范围为$\overline{X}\pm1.96S$；99%的参考值范围为$\overline{X}\pm2.58S$。在应用中也可将1.96$S$近似为2$S$，2.58$S$近似为3$S$。

（二）质量控制*

为了控制实验中的检验误差，常以$\overline{X}\pm2S$作为上、下警戒值；以$\overline{X}\pm3S$作为上、下控制值。这里的2S、3S分别是1.96S和2.58S的近似值。

（三）正态分布是很多统计分析方法的基础

标准正态分布中的标准正态变量Z值在以后的章节中将会用到，如总体均数μ的置信区间估计、Z检验等（见本书第四章、第五章）。

本章小结

1. 为了解计量资料的分布规律，可将观察值编制频数表、绘制直方图，以描述资料的分布特征（集中趋势和离散趋势），以及分布类型（对称分布、偏态分布）。

2. 描述计量资料集中趋势的指标　也称平均数，常用的有算术平均数、几何均数、中位数，表2-7列出了常用描述集中趋势的指标及适用条件。

表2-7　3种常用的平均数指标

指标	计算公式	适用条件
算术平均数$\overline{X}$	$\overline{X}=\frac{\sum X}{n}$	适用于对称分布，尤其正态分布
几何均数G	$G=\lg^{-1}\left(\frac{\sum \lg X}{n}\right)$	①等比资料；②对数正态分布
中位数M	$M=L+\frac{i}{f_M}\left(\frac{n}{2}-\sum f_L\right)$	①偏态分布，或分布类型不明；②末端无确定值

3. 描述频数分布离散趋势的指标　也称变异指标，常用的有：①极差和四分位数间距，后者较稳定，但均不能综合反映全部观察值的变异程度。②方差和标准差，能综合反映全部观察值的变异程度。③变异系数，可用于单位不同或均数相差悬殊时资料的变异度的比较。以上指标均为数值越小，说明观察值的变异度越小。表2-8列出常用描述离散趋势的指标及其适用条件。

表2-8　5种常用的变异指标

指标	计算公式	适用条件
极差R	最大值－最小值	任何分布
四分位数间距Q	$Q=P_{75}-P_{25}$	主要适用于：①偏态分布，或分布类型不明；②末端无确定值
方差σ^2、S^2	$S^2=\frac{\sum X^2-(\sum X)^2/n}{n-1}$	对称分布，尤其正态分布
标准差σ、S	$S=\sqrt{\frac{\sum X^2-\frac{(\sum X)^2}{n}}{n-1}}$	对称分布，尤其正态分布
变异系数CV	$CV=\frac{S}{\overline{X}}\times 100\%$	①量纲不同的资料；②均数相差悬殊的资料

4. 正态分布与标准正态分布的关系　正态分布是一种很重要的连续型分布，正态分布的图形是以均数为中心的一条中间高、两边低、左右对称的钟形曲线。正态分布由两个参数，即μ和σ决定，常用$N(\mu, \sigma)$表示。为应用方便，常对正态变量X做Z变换（$Z=\frac{X-\mu}{\sigma}$），从而使正态分布转换为标准正态分布，用$N(0, 1)$表示。

5. 正态分布曲线下面积有一定的分布规律，理论上 $\mu \pm 1.96\sigma$、$\mu \pm 2.58\sigma$ 区间的面积（观察单位数）各占总面积（总观察单位数）的 95% 和 99%。在实际应用中当样本含量较大时，可以将样本均数 $\overline{X}$ 和样本标准差 S 作为 μ 和 σ 的估计值，常用 $\overline{X} \pm 1.96S$ 或 $\overline{X} \pm 2.58S$ 分别计算样本中 95% 的观察值所在范围或 99% 的观察值所在范围。双侧范围的通用公式为 $\overline{X} \pm Z_{\alpha/2}S$。

6. 不少医学现象服从或近似服从正态分布，可按正态分布规律来处理。如医学参考值范围的估计，双侧 95%、99% 参考值范围分别为 $\overline{X} \pm 1.96S$ 及 $\overline{X} \pm 2.58S$，其表达的意思也是有 95%、99% 的观察值分别在 $\overline{X} \pm 1.96S$ 及 $\overline{X} \pm 2.58S$ 的范围内。

习题

在线答题

一、名词解释

1. 中位数
2. 极差
3. 变异系数
4. 参考值范围

二、简答题

1. 描述集中趋势的常用指标有哪些？
2. 均数和中位数在应用上各自的特点是什么？
3. 正态分布如何转变为标准正态分布？

三、单项选择题

1. 下列关于正偏态分布资料的描述，说法正确的是

A. 变量值的频数分布对称

B. 大多数变量值集中在任一端

C. 绘成的曲线高峰偏右，长尾在左侧

D. 可考虑运用中位数指标来描述其集中位置

2. 反映抗体滴度资料的平均水平，宜采用的指标是

A. 算术平均数　　B. 中位数

C. 几何均数　　D. 百分位数

3. 若正常成年男子的血铅含量 x 取对数后的数值呈正态分布。欲描述血铅的平均水平，适宜采用的指标是

A. 算术平均数　　B. 几何均数

C. 四分位数间距　　D. 百分位数

4. 欲表示末端无确定数据的资料平均水平时，宜采用的指标是

A. 算术平均数　　B. 几何均数

C. 中位数　　D. 变异系数

5. 一组变量值，其大小分别为 13、10、12、9、8、11、98。其中位数是

A. 10　　B. 11

C. 12　　D. 23

6. 为全面描述正态分布资料的分布情况，应知道的指标是

A. 均数与标准差　　B. 均数

C. 标准差　　D. 均数与极差

7. 正态曲线下，从 $\mu-1.96\sigma$ 到 μ 的面积为

A. 2.5%　　B. 45%

C. 47.5%　　D. 90%

8. 某资料服从正态分布，理论上在（$\overline{X}-1.96S$，$\overline{X}+1.96S$）范围内的变量值个数占全部例数的

A. 50%　　B. 68.27%

C. 95%　　D. 97.5%

9. 关于标准差，下面说法正确的是

A. 标准差是用所有的观察值计算得到的变异指标

B. 标准差越小说明观察值的变异度越大

C. 描述资料变异度时，无论何种资料都应采用标准差，因为它较准确

D. 如果两组资料标准差相等，则可以认为两组资料均数相同

10. 关于变异系数，下面说法**错误**的是

A. 变异系数就是标准差与均数的比值

B. 比较同一人群的身高、体重两项指标的变异度时宜采用变异系数

C. 两组资料均数相差悬殊时，可以使用变异系数比较其变异程度

D. 变异系数的数值包括 0

四、计算分析题

50 例链球菌咽峡炎患者的潜伏期如下。描述此资料该用何种指标？并计算这些指标。

潜伏期（小时）	12 ~	24 ~	36 ~	48 ~	60 ~	72 ~	84 ~	96 ~	108 ~ 120
病例数	1	7	11	11	7	5	4	2	2

（郑迎东）

第三章　分类资料的统计描述

第三章数字资源

◎ **案例 3-1**

某年 A 单位对 1191 名职工进行冠心病调查，按工作类别、年龄分组统计结果见表 3-1。

表 3-1　按工作类别分组的不同年龄冠心病患者统计结果

工作类别	40 岁~		50 岁~		60 ~ 70 岁		合计
	患者数	%	患者数	%	患者数	%	
干部	21	60.0	9	25.7	5	14.3	35
工人	12	70.6	4	23.5	1	5.9	17
合计	33	63.5	13	25.0	6	11.5	52

请回答：

1. 表 3-1 的百分数显示了该单位干部、工人的冠心病患病率均随年龄增加而下降，患病率高峰都在 40 岁~组。你同意上述分析吗？说明理由。

2. 如果想与同年 B 单位职工的冠心病患病情况进行比较，应该用什么相对数指标？计算该指标的分子、分母是什么？

本章导读

本章共有 4 节内容。第一节和第二节介绍分类资料的统计描述中常用的 3 种相对数指标的概念，计算公式分子、分母的含义及应用的注意事项。这两节是本章的核心内容，应该是学习的重点和难点。

第 3 节是 3 种相对数指标其中之一的相对比指标在时间序列的数据中的应用，其中定基比或环比发展速度、定基比或环比增长速度这两个指标的计算均属于相对比的概念，说明事物在一定时期的速度变化。这节是本章的扩展内容，学会动态数列的指标分析将可用以观察和比较某现象或疾病在时间上的变化和发展趋势。

第四节是应用相对数的注意事项中关于资料可比性内容的扩展，对于不具备可比性的两组合计率的比较，可以通过计算标准化率的方法，使其达到具有可比性。这节是非必学内容。

本章带星号（*）的内容不作为考核要求。

分类资料是一种定性资料，数据是间断性的，一般没有度量衡单位。分类资料包括无序分类资料（计数资料）和有序分类资料（等级资料）。分类资料常见的数据形式有绝对数和相对数。绝对数是简单的计数信息，如某病的出院人数、治愈人数、死亡人数等。绝对数通常不具有可比性，如甲、乙两个医院某病出院人数不同时，比较两医院该病的死亡人数没有意义，因此需要在绝对数的基础上计算相对数。相对数通常是指两个绝对数之比，其分子、分母的含义不同决定相对数指标的性质不同。常用的相对数指标有率、构成比和相对比三种。

第一节　常用相对数

一、率

率是指单位时间内某现象发生的频率或强度，又称为强度相对数。常以百分率（%）、千分率（‰）、万分率（1/万）、十万分率（1/10万）等表示，计算公式为：

$$率=\frac{某期内发生某现象的观察单位数}{同时期可能发生某现象的观察单位总数}\times 比例基数 \tag{3-1}$$

式中比例基数，可以取100%、1000‰、10万/10万等。比例基数的选择主要根据习惯用法和使计算的结果能保留1～2位整数，以便阅读。例如，某病发病率用千分率、肿瘤死亡率以十万分率表示。实际应用中，常将患病率、检出率、阳性率、带菌率等频率指标也按率的公式去计算，其比例基数通常用百分率。

例3-1　某企业2022年有3527名职工，该企业每年都对职工进行体检，参加体检的3412人中发现患有高血压的职工为57人，其中这一年新发生高血压者7人。用公式（3-1）计算高血压患病率为57/3412×100%=1.67%；高血压发病率为7/3527×1000‰=1.98‰。

> 注：患病率的定义是某时间点受检人群中现患某种疾病的频率。发病率的定义是一定时期内可能发病的人群中新发生某病的强度。患病率和发病率的定义不同，主要是代入公式计算的分子、分母的含义不同。特别是分子的区别：患病率是现患人数，发病率是新发人数。

二、构成比

构成比表示事物内部某一部分的个体数与该事物各部分个体数的总和之比，用来说明各构成部分在总体中所占的比重或分布，又称为结构相对数。通常以100%为比例基数。其计算公式为：

$$构成比=\frac{某一组成部分的观察单位数}{同一事物各组成部分的观察单位总数}\times 100\% \tag{3-2}$$

设某事物个体数的合计由 A_1，A_2，…，A_k 个部分组成，构成比的计算公式为：

$$构成比\ 1=\frac{A_1}{A_1+A_2+\cdots+A_k}\times 100\%$$

$$构成比\ 2=\frac{A_2}{A_1+A_2+\cdots+A_k}\times 100\%$$

……

$$构成比\ k=\frac{A_k}{A_1+A_2+\cdots+A_k}\times 100\%$$

k 个构成比的合计应为 100%。

例 3-2 某市某年抽样调查了 1～6 岁男童和女童的锌营养状况，表 3-2 列出了调查结果。该年调查人群中锌缺乏人数共 299 人，其中男童为 144 人，女童为 155 人。男童与女童的各年龄组构成比为各年龄组锌缺乏人数除以各自性别的总人数。例如，该年男童 2 岁组的构成比为 40/144×100%=27.78%。

表 3-2 某市某年抽样调查 1～6 岁男童与女童锌缺乏人数和构成比

年龄组	男童		女童	
（岁）	锌缺乏人数	构成比（%）	锌缺乏人数	构成比（%）
1～	39	27.08	43	27.74
2～	40	27.78	47	30.32
3～	42	29.17	36	23.23
4～	14	9.72	17	10.97
5～6	9	6.25	12	7.74
合计	144	100.00	155	100.00

从表 3-2 可以看出，该市该年 1~6 岁男童和女童锌缺乏人数在各年龄组的构成比的排序不同。男童中，3 岁组的锌缺乏人数所占比最大（29.17%），其次为 2 岁组（27.78%）；而女童锌缺乏人数在 2 岁组的比重最大（30.32%），其次为 1 岁组（27.74%）。

这里我们可以看到构成比有两个特点：

（1）说明同一事物的 k 个构成比的总和应等于 100%，即各个分子的总和等于分母。

（2）各构成部分之间是相互影响的，某一部分比重的变化受到两方面因素的影响。其一是这个部分自身数值的变化，其二是受其他部分数值变化的影响。

三、相对比

相对比简称比（ratio），指两个有关联的指标之比，说明两指标间的关系。两个指标可以是性质相同，如超市 1 季度与 2 季度销售量之比；也可以性质不同，如医院的门诊人次与病床数之比。通常以倍数或百分数表示，计算公式为：

$$相对比=\frac{甲指标}{乙指标}（或\times 100\%） \tag{3-3}$$

式中甲、乙两个指标可以是绝对数、相对数或平均数。

例 3-3　某年某医院出生婴儿中，男性婴儿为 370 人，女性婴儿为 358 人，则出生婴儿性别比例为 370/358 × 100=103，说明该医院该年每出生 100 名女性婴儿，就有 103 名男性婴儿出生，它反映了男性婴儿与女性婴儿出生的对比水平。

据大量观察，出生婴儿男性多于女性，出生性别比在 104 ~ 107。这个医院的出生性别比为 103，说明该年该医院出生女婴相对较多。

第二节　应用相对数时的注意事项

一、构成比不能代替率

构成比是用以说明事物内部某种构成所占比重或分布，并不说明某现象发生的频率或强度，不可将构成比指标按率的概念去解释。例如表 3-3 第（4）栏显示，6 个年龄组检出的 180 例沙门菌携带者中，5 岁~组检出例数的构成比最高（32.78%），但是不能说明该年龄组的沙门菌检出率最高。如果需要了解哪个年龄组腹泻患者中的沙门菌检出率最高，需要分别计算各年龄组的沙门菌检出率。从检出率上看，0 岁~年龄组腹泻患者的沙门菌检出率最高，为 3.71%（50/1347），其次为 65 岁~年龄组，为 3.53%（20/567）。

表 3-3　某年某省哨点医院感染性腹泻患者按年龄分组的沙门菌检出情况

年龄组 （1）	腹泻患者 （2）	沙门菌检出例数 （3）	构成比（%） （4）	检出率（%） （5）
0 岁~	1347	50	27.78	3.71
5 岁~	1686	59	32.78	3.50
20 岁~	963	18	10.00	1.87
35 岁~	614	15	8.33	2.44
50 岁~	640	18	10.00	2.81
65 岁~	567	20	11.11	3.53
合计	5817	180	100.00	3.09

临床工作者常用门诊或住院患者的资料来分析疾病与年龄、性别、职业等因素的关系。但值得注意的是，所计算的相对数一般都是构成比，不能作为率来分析。例如，某医师对口腔门诊不同年龄龋齿患病情况（表 3-4）进行了分析，得出 40 岁~组患病率高，0 岁~组和 70 岁~组患病率低的错误结论。

表 3-4　口腔门诊龋齿患者年龄构成

年龄组	患者人数	患者构成比（%）
0 岁~	9	3.8
10 岁~	36	15.3

续表

年龄组	患者人数	患者构成比（%）
20 岁~	34	14.4
30 岁~	37	15.7
40 岁~	45	19.1
50 岁~	39	16.5
60 岁~	21	8.9
70 岁~	15	6.4
合计	236	100.0

表 3-4 的资料仅能说明该门诊龋齿患者中各年龄组患者所占比重，只能计算构成比指标，不能反映各年龄组的患病水平，因此，不能根据此资料认为 40 岁~组患病率高，而 70 岁~组和 0 岁~组低。因为各年龄组人口数、就诊机会等因素，都会影响就诊患者的年龄构成。仅通过门诊记录是不能够得到各年龄组人口数和全部现患病例数的，所以不能分析年龄因素与患病水平的关系。欲了解不同年龄龋齿患病情况，需要通过人群的抽样调查，了解各年龄组的调查人数及所有现患病例数，才能分别计算年龄别患病率，从而分析龋齿患病水平与年龄大小的关系。

二、计算相对数应有足够数量样本

例数较少会使相对数波动较大。如经某种疗法治疗的 5 例患者全部治愈，则计算治愈率为 5/5 × 100%=100%，若 4 例治愈，则治愈率为 4/5 × 100%=80%，由 100% 至 80% 波动幅度较大，但实际上只有 1 例的变化。在临床试验或流行病学调查中，各种偶然因素都可能导致计算结果有较大变化，因此例数很少的情况下最好用绝对数直接表示。但做动物实验时，可以通过周密设计，严格控制实验条件，使研究结果不受混杂因素的影响，得到只受干预作用的效果。例如毒理实验，每组用 10 只纯种小鼠也是可以的。

三、正确计算合计率

对分组资料计算合计率或称平均率时，不能简单地由各组率相加或平均而得，而应用合计的有关实际数字进行计算。例如，某食品厂产品卫生质量抽查，甲车间产品抽查 100 批次，98 批次合格，合格率为 98%；乙车间抽查 200 批次产品，198 批次合格，合格率为 99%。两个车间合计合格率应该是［（98+198）/（100+200）］× 100% = 98.7%。若算为（98%+99%）/2=98.5%，则是错的。

四、注意资料的可比性

在比较两个相对数时，除了要对比的因素不同（如不同的药物），其余的影响因素应尽可能相同或相近。下列因素可能影响对比组之间的可比性。

1. 观察对象是否同质，研究方法是否相同，观察时间是否相等，以及地区、周围环境、风俗习惯和经济条件是否一致或相近等。

2. 观察对象内部结构是否相同，若两组资料的年龄、性别、病情轻重等构成不同，可以分别进行同年龄、同性别的小组率比较或对总率（合计率）进行标准化后再做比较（见本章第四节）。

五、对比不同时期资料应注意客观条件是否相同 *

例如，疾病报告制度完善和资料完整的地区或年份，发病率可以“升高”；居民因医疗普及，就诊机会增加，或诊断技术提高，也会引起发病率“升高”。因此在分析讨论时，应根据各方面情形全面考虑，慎重对待。

六、样本相对数间的比较应做假设检验

当两个样本相对数比较时，不能仅凭数字表面相差大小下结论，因为有抽样误差的影响，要进行样本率（或构成比）之间差别的假设检验（见本书第六章）。

第三节　动态数列及其分析指标

动态数列（dynamic series）是一系列按时间顺序排列起来的统计指标（可以为绝对数、相对数或平均数），用以观察和比较该事物在时间上的变化和发展趋势。常用的动态数列分析指标有：绝对增长量、发展速度和增长速度、平均发展速度和平均增长速度。

例 3-4　某市根据 2012 ~ 2021 年碘盐监测数据计算得到碘盐合格率，见表 3-5 第（3）栏，试做动态数列分析。

表 3-5　某市 2012 ~ 2021 年碘盐合格率的动态变化

年份	指标符号	碘盐合格率（%）	绝对增长量（%）		发展速度（%）		增长速度（%）	
			累计	逐年	定基比	环比	定基比	环比
（1）	（2）	（3）	（4）	（5）	（6）	（7）	（8）	（9）
2012	a_0	86.3	—	—	100	100	—	—
2013	a_1	91.2	4.9	4.9	105.7	105.7	5.7	5.7
2014	a_2	92.3	6.0	1.1	107	101.2	7	1.2
2015	a_3	93.8	7.5	1.5	108.7	101.6	8.7	1.6
2016	a_4	88.1	1.8	−5.7	102.1	93.9	2.1	−6.1
2017	a_5	94.2	7.9	6.1	109.2	106.9	9.2	6.9
2018	a_6	94.9	8.6	0.7	110	100.7	10	0.7
2019	a_7	95.3	9.0	0.4	110.4	100.4	10.4	0.4
2020	a_8	96.1	9.8	0.8	111.4	100.8	11.4	0.8
2021	a_9	96.7	10.4	0.6	112.1	100.6	12.1	0.6

一、绝对增长量 *

绝对增长量是说明事物在一定时期增长的绝对值。可分为：①累计增长量，即报告期指标与基期指标之差。若以 2012 年碘盐合格率为基期指标，则各年碘盐合格率为报告期指标。如表 3-5 第（4）栏中 2015 年较 2012 年，碘盐合格率增长量为 93.8%–86.3%=7.5%。②逐年增长量，即报告期指标与前一期指标之差。如表 3-5 第（5）栏中 2018 年较 2017 年，碘盐合格率增长量为 94.9%–94.2%=0.7%。

二、发展速度和增长速度

发展速度与增长速度均为相对比的概念，说明事物在一定时期的速度变化。发展速度表示报告期指标的水平相当于基期水平的百分之多少或若干倍，其定基比和环比的计算属于相对比指标。根据基期的确定，可以计算发展速度。①定基比：即报告期指标 a_n 与基期指标 a_0 之比，用符号表达为 a_1/a_0、a_2/a_0、……、a_n/a_0。②环比：即报告期指标 a_n 与其前一期指标 a_{n-1} 之比，用符号表达为 a_1/a_0、a_2/a_1、……、a_n/a_{n-1}。增长速度表示的是净增加速度，可计算定基比增长速度与环比增长速度，增长速度 = 发展速度 –1（或 100%）。如 2021 年：定基比发展速度为 96.7% ÷ 86.3% × 100%=112.1%，环比发展速度为 96.7% ÷ 96.1% × 100%=100.6%，定基比增长速度为 112.1%–100%=12.1%，环比增长速度为 100.6%–100%=0.6%，详见表 3-5 第（6）~（9）栏。

三、平均发展速度和平均增长速度 *

平均发展速度是各环比发展速度的几何平均数，说明某事物在一个较长时期中逐期（如逐年）平均发展的程度。平均增长速度是各环比增长速度的平均数，说明某事物在一个较长时期中逐期平均增长的程度。其计算公式为：

$$平均发展速度 = \sqrt[n]{a_n / a_0} \tag{3-4}$$

式中 a_0 为基期指标；a_n 为第 n 期指标。

$$平均增长速度 = 平均发展速度 -1 \tag{3-5}$$

通过表 3-5 第（2）、（3）栏资料计算平均发展速度与平均增长速度：

$$平均发展速度 = \sqrt[9]{96.7\% / 86.3\%} =1.013（101.3\%）$$

$$平均增长速度 =1.013-1=0.013（1.3\%）$$

从表 3-5 的动态指标可以看出，该市 2012 ~ 2021 年碘盐合格率总体呈上升趋势，但发展是不平衡的，从基期 2012 年到 2021 年，除个别年份外，碘盐合格率呈稳步增长趋势，但 2016 年由于某原因碘盐合格率较低，2017 年起碘盐合格率恢复至 90% 以上，并在之后逐年继续增长。

动态数列的分析不仅可以总结过去，在资料合适的条件下，如当发展速度呈平稳上升或下降趋势时，还可以用于预测，即根据平均发展速度公式（3-4）计算几年后达到的指标。如根据表 3-5 资料预测 2022 年该市碘盐合格率，本例 2022 年相当于 a_{10}，将已知数据代入公式（3-4）：

$$1.013=\sqrt[10]{a_{10}/86.3\%}$$

$$a_{10}=1.013^{10}\times 86.3\%=98.2\%$$

即根据该市 2012 ~ 2021 年的碘盐合格率平均发展速度，预计在 2022 年该市碘盐合格率为 98.2%。注意，本例中该市的碘盐合格率并非平稳增长且碘盐合格率受抽样影响，所以，用这种方法预测的结果可能误差较大。

第四节　率的标准化法 *

一、标准化法的意义和基本思想

当比较的两组资料，其内部各小组率明显不同，且各小组观察例数的构成比，诸如年龄、性别、工龄、病情轻重、病程长短等也明显不同时，直接比较两个合计率是不合理的。因为其内部构成不同，往往影响合计率大小。例如表 3-6 两种疗法的治愈率比较。

表 3-6　甲、乙两种疗法治疗某病的治愈率比较

病　型	甲疗法			乙疗法		
	患者数	治愈数	治愈率（%）	患者数	治愈数	治愈率（%）
普通型	300	180	60.0	100	65	65.0
重　型	100	35	35.0	300	125	41.7
合 计	400	215	53.8	400	190	47.5

从表 3-6 中合计治愈率看，甲疗法治愈率为 53.8%，乙疗法治愈率为 47.5%，似乎甲疗法较乙疗法为优。但这样的结论是不妥的，因为这两组患者的病型构成有很大不同，并且普通型与重型的治愈率也有很大差别，甲疗法中治愈率较高的普通型组患者所占比重较大，而乙疗法中治愈率较低的重型组患者所占比重大。两种疗法分别按普通型组和重型组进行比较时，虽然乙疗法的治愈率均高于甲疗法，但由于两组内部构成不同，即乙疗法的重型组患者多于甲疗法，造成了两种疗法的合计治愈率不同（甲疗法高于乙疗法）。因此，要正确比较两种疗法的合计治愈率，必须先将两组治疗对象的病型构成按照统一标准进行校正，然后计算出校正后的标准化治愈率再进行比较。这种用统一的内部构成，然后计算标准化率的方法，称为标准化法（standardization）。标准化法的基本思想是：采用统一的标准构成以消除不同构成对合计率的影响，使通过标准化后的标准化合计率具有可比性。

二、标准化率的计算

（一）标准构成的选择

标准化法计算的关键是选择统一的标准构成。选择标准构成的方法通常有 3 种。

1. 两组资料中任选一组资料的人口数（或人口构成）作为两者的“共同标准”。

2. 两组资料各部分人口之和组成的人口数（或人口构成）作为两者的“共同标准”。

3. 另外选用一个通用的或便于比较的标准作为两者的“共同标准”，如采用全国、全省或全地区的数据作为标准。

（二）计算标准化率

标准化率（standardized rate）可以根据已知标准人群的组别人口数选择公式（3-6）计算。标准化率的计算公式为：

$$p'=\frac{\sum N_i p_i}{N} \tag{3-6}$$

式中，p'为标准化率，N_i为第i组人口数，N为人口总数，p_i为待标化的各样本组的发生率。

例 3-5 根据表 3-6 资料，求甲、乙两种疗法的标准化治愈率。其步骤如下。

1. 按上述第二种方法选择“共同标准”，即选定甲、乙两种疗法各病型组的治疗人数之和作为标准，见表 3-7 第（2）栏。

2. 求预期治愈人数。将各组标准治疗人数分别乘以甲、乙两种疗法的原治愈率，即得不同病型的甲、乙两种疗法预期治愈人数，见表 3-7 第（4）、第（6）栏。

3. 计算甲、乙两种疗法的标准化治愈率。分别将表 3-7 第（2）、第（4）、第（6）栏中的合计值代入公式（3-6），得：

$$\text{甲疗法标准化治愈率 } p'=\frac{380}{800}\times 100\%=47.5\%$$

$$\text{乙疗法标准化治愈率 } p'=\frac{427}{800}\times 100\%=53.4\%$$

经标准化后，乙疗法治愈率高于甲疗法，与分组比较的治愈率结论一致，校正了标准化前甲疗法治愈率高于乙疗法的不妥结论。

表 3-7 按公式（3-6）计算标准化治愈率（%）

病型	标准治疗人数	甲疗法		乙疗法	
		原治愈率	预期治愈人数	原治愈率	预期治愈人数
	（N_i）	（p_i）	（N_ip_i）	（p_i）	（N_ip_i）
（1）	（2）	（3）	（4）=（2）×（3）	（5）	（6）=（2）×（5）
普通型	400	60.0%	240	65.0%	260
重型	400	35.0%	140	41.7%	167
合计	800（N）	—	380（$\sum N_ip_i$）	—	427（$\sum N_ip_i$）

三、应用标准化率时的注意事项

1. 标准化法只适用于某因素两组内部构成不同，并有可能影响两组总率比较的情况。对于因其他条件不同而产生的不具可比性问题，标准化法不能解决。

2. 由于选择的标准人口不同，算出的标准化率也不同。因此，当比较几个标准化率时，应采用同一标准人口。

3. 标准化后的标准化率，已经不能再反映当时当地的实际水平，它只是表示相互比较的资料间的相对水平。

4. 两样本标准化率是样本值，存在抽样误差。比较两样本的标准化率，当样本含量较小时，还应做假设检验。

本章小结

1. 分类资料的原始数据整理成绝对数后，统计描述的常用指标为相对数。相对数通常是指两个绝对数之比，其分子、分母的含义不同决定相对数指标的性质不同。

2. 相对数的意义不同，其算法也不同，表 3-8 列出常用相对数及其算法和定义。

表 3-8　常用相对数的算法和定义

相对数	公式	说明问题（定义）
率	$\frac{\text{某期内发生某现象的观察单位数}}{\text{同时期可能发生某现象的观察单位总数}} \times \text{比例基数}$	某现象的发生频率或强度
构成比	$A/(A+B+\cdots\cdots)$	事物内部各组成部分所占比重或分布
相对比	甲指标 / 乙指标（或 ×100%）	甲为乙的若干倍或百分之几

3. 相对数在应用时需要注意：①不能以构成比代替率；②计算相对数应有足够数量样本；③正确计算合计率；④注意对比资料的可比性；⑤不同时期资料对比的条件要相同；⑥样本相对数间的比较应做假设检验。

4. 动态数列分析是借助一系列按顺序排列的统计指标，用以说明事物在时间上的变化和发展趋势的一种分析方法。常用的分析指标有绝对增长量，发展速度和增长速度的定基比、环比，平均发展速度、平均增长速度（表 3-9）。

表 3-9　常用动态数列指标

指标		计算公式	意义
绝对增长量	累计	各年数据 – 初始年数据	一定时期的绝对增长量
	逐年	后一年数据 – 相邻前一年数据	相邻 2 年的绝对增长量
发展速度	定基比	各年数据 / 初始年数据	一定时期的发展速度
	环比	后一年数据 / 相邻前一年数据	年度之间的发展速度
增长速度	定基比	定基比发展速度 –1	一定时期的增长速度
	环比	环比发展速度 –1	年度之间的增长速度
平均发展速度		$\sqrt[n]{\frac{\text{第 } n \text{ 年指标}}{\text{基期指标}}}$	一定时期的平均发展速度
平均增长速度		平均发展速度 –1	一定时期的平均增长速度

5. 标准化法的目的是消除内部构成因素对合计率的影响，选择统一构成的人群作为标准人口，对资料进行校正。标准化法只适用于某因素两组内部构成不同，并有可能影响两组合计率比较的情况。标准化后的标准化率，已经不再反映当时当地的实际水平，它只是表示相互比较的资料间的相对水平。

习题

在线答题

一、名词解释

1. 构成比
2. 相对比
3. 动态数列

二、简答题

1. 常用的相对数指标有哪些？
2. 应用相对数的注意事项有哪些？
3. 常用的动态数列分析指标有哪些？

三、单项选择题

1. 某地某年肝炎发病人数占同年传染病人数的10.1%，这个指标是

A. 率　　B. 构成比
C. 发病率　　D. 患病率

2. 计算某地某年肺癌发病率，其分母应为

A. 该地某医院体检人数　　B. 该地年平均就诊人数
C. 该地年平均人口数　　D. 该地年癌症发病总人数

3. 下列关于相对比计算的叙述，正确的是

A. 相对比公式中的甲、乙指标一定要是绝对数
B. 甲、乙指标一定要选用相对数
C. 要求两指标必须性质相同，否则无法比较
D. 公式中的甲、乙指标性质可相同，也可不同

4. 某项关于某种药物的广告声称：“在服用本制剂的1000名上呼吸道感染的儿童中，有890名儿童在72小时内症状消失。”因此推断此药治疗儿童的上呼吸道感染是非常有效的，可以推广应用。这项推论

A. 不正确，因为样本量太小
B. 不正确，没有对照组的比较无法下结论
C. 正确，因为这是相对比指标
D. 正确，因为有效率达到89.0%

5. 发展速度的定基比和环比指标属于

A. 平均数　　B. 构成比
C. 频率　　D. 相对比

四、计算分析题

1. 根据表 3-9 的资料回答以下问题。

（1）表 3-9 中的构成比指标能得出 2 岁~组儿童锌缺乏最严重的结论吗？说明理由。

（2）对表 3-9 中 5 个年龄组的结果进行比较分析，给出你关于锌缺乏严重程度的结论。

表 3-9　某年某市抽样调查 1～6 岁儿童锌缺乏人数资料

年龄组	调查人数	锌缺乏人数	缺锌率（%）	构成比（%）
1 岁~	109	40	36.7	26.85
2 岁~	127	44	34.6	29.53
3 岁~	96	29	30.2	19.46
4 岁~	60	18	30.0	12.08
5～6 岁	65	18	27.7	12.08
合计	457	149	32.6	100.00

2. 根据表 3-10 资料完成表中指标的计算并回答问题。

表 3-10　某年某地区按人口年龄分组的某疾病资料

年龄组	人口数	患者数	新发病例数	死亡数	患者百分比（%）	患病率（‰）	发病率（‰）	死亡率（‰）	病死率（%）
0 岁~	82920	488	170	9					
20 岁~	36639	451	152	17					
40 岁~	28161	273	133	22					
60 岁~	9370	110	46	25					
合计	157090	1322	501	73					

（1）患者中以（　　）组为最多，占（　　）%。

（2）患病率以（　　）组为最高，达到（　　）‰。

（3）发病率以（　　）组为最高，达到（　　）‰。

（4）死亡率以（　　）组为最高，达到（　　）‰。

（5）病死率以（　　）组为最高，达到（　　）%。

3. 某医院研究乙胺嗪（海群生）与酒石酸锑钾（吐酒石）对丝虫病的疗效，对 81 例不合并其他寄生虫病的丝虫病患者采用乙胺嗪治疗，对 120 例合并血吸虫病的丝虫病患者用酒石酸锑钾治疗，结果如表 3-11。对两种药物治愈率进行比较，有人认为，乙胺嗪疗效比酒石酸锑钾好，你怎样评价？

表 3-11　乙胺嗪与酒石酸锑钾治疗丝虫病的疗效比较

药物	病例数	治愈例数	治愈率（%）
乙胺嗪	81	52	64.2
酒石酸锑钾	120	25	20.8

（陈宏达　郑迎东）

第四章　均数与率的参数估计

第四章数字资源

◎ **案例 4-1**

某研究者抽样调查某市中学生肺活量的情况。从该市中学随机抽取 400 例男学生，测得他们的肺活量并计算得到样本均数为 3.02 L，标准差为 0.73 L。

请回答：

1. 应该用哪两个指标计算肺活量的参考值范围？代入公式计算该市男中学生的肺活量的 95% 参考值范围。

2. 应该用哪两个指标计算肺活量总体均数的区间范围？代入公式计算该市男中学生的肺活量总体均数的 95% 置信区间。

3. 前两问的计算结果的意义有何区别？

本章导读

本章共有 3 节内容。第一节讲述抽样误差与标准误的概念，是对第一章提到的抽样误差概念的详细介绍。用实例讲解抽样误差在抽样研究中是必然存在的，以及表示抽样误差大小的指标：标准误的计算及意义。这节的重点和难点是要会分别计算计量资料的样本均数标准误和分类资料的样本率标准误，理解均数标准误公式中分子、分母的含义和关系，及其概念（或意义）。

第二节讲解本章第三节中有关计量资料的样本量较小时用于计算总体均数置信区间的基础知识，以及第五章中有关 t 检验内容的基础知识。这节的难点是要理解 t 分布的图形不是一条曲线，曲线的形状与自由度 ν（也可理解为样本量）有关；t 分布与标准正态分布（Z 分布）两个分布图形的 3 个特征。重点是当有了样本的自由度 ν 和已知的单侧概率 P 或双侧概率 P，要学会查 t 界值表（附录附表 2）中所对应的 t 界值；并要记住符号 $t_{\alpha,\nu}$ 是表示单侧概率的 t 值、符号 $t_{\alpha/2,\nu}$ 是表示双侧概率的 t 值。

第三节内容是第一章统计学基本概念中的统计推断两种方法之一，即参数估计（参数可理解为总体）的详细介绍。这节重点难点是估计总体均数、总体率置信区间的计算及结果解释；特别是当有一个计量资料的样本均数时，要会判别是小样本或大样本，选择正确的总体均数置信区间的计算公式（$\overline{X} \pm t_{\alpha/2,\nu} S_{\overline{X}}$、$\overline{X} \pm Z_{\alpha/2} S_{\overline{X}}$，$Z$ 值要当常数值记住）。

第二章学过计量资料表示个体差异的样本指标：标准差 S；本章会介绍表示均数差异的样本指标——标准误$S_{\overline{X}}$。这两个不同的变异指标在概念及应用上的区别也是重点学习内容，详见本章小结。

本章带星号（*）的内容不作为考核要求。

只要是抽样研究就会存在抽样误差，而抽样研究的目的则是通过统计量（样本均数或样本率）推论参数（总体均数或总体率）。本章主要介绍抽样误差的概念及其估计、t 分布的概念、计量资料和分类资料统计量（样本均数和样本率）的总体参数估计方法。

第一节　抽样误差与标准误

一、均数（率）的抽样误差

第一章中已经介绍了抽样误差的概念。总体中各观察单位间存在个体变异，抽样研究中抽取的样本只包含总体的一部分观察单位，因而样本指标不一定恰好等于相应的总体指标。例如，用图 4-1 表示某地 2022 年健康成年男性身高的总体均数为 μ，从该总体中随机抽取两个样本，样本含量各为 100 例（n_1=100，n_2=100）。计算得第一个样本的 100 例健康成年男性的身高均数为 171.7 cm（$\overline{X}_1$ =171.7 cm），第二个样本的 100 例健康成年男性的身高均数为 172.2 cm（$\overline{X}_2$ =172.2 cm）；这两个样本均来自同一总体，但由于抽样的随机性，通常是两个样本的个体组成不同，因此样本均数与总体均数之间以及这两个样本均数之间存在差异。又如，用图 4-2 表示某社区儿童家长对基本保健知识的总体知晓率为 π，从该总体中随机抽取两个样本，样本含量各为 120 例（n_1=120，n_2=120）。计算得第一个样本的知晓率为 75%（p_1=75%），第二个样本的知晓率为 80%（p_2=80%）；同样，这两个样本均来自同一总体，但由于抽样的随机性，使得两个样本的个体组成不同，因此样本率与总体率之间以及这两个样本率之间存在差异。

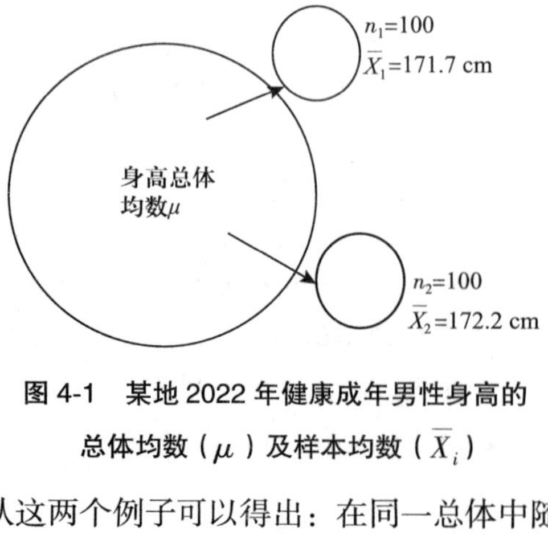

图 4-1　某地 2022 年健康成年男性身高的总体均数（μ）及样本均数（$\overline{X}_i$）

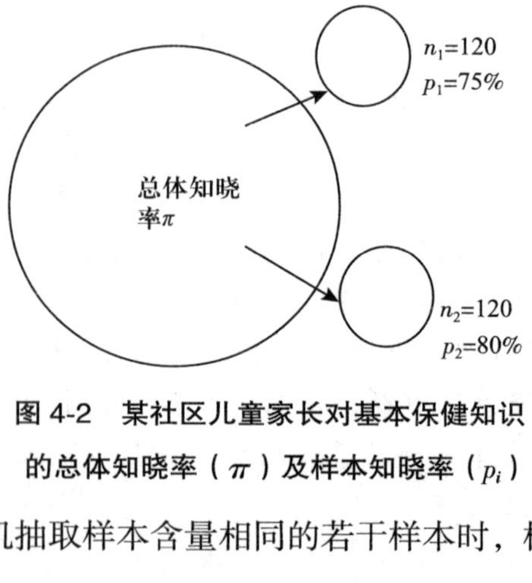

图 4-2　某社区儿童家长对基本保健知识的总体知晓率（π）及样本知晓率（p_i）

从这两个例子可以得出：在同一总体中随机抽取样本含量相同的若干样本时，样本指标之间的差异以及样本指标与总体指标的差异，称为**抽样误差**（sampling error）。统计学上，抽样过程中产生的同一总体中均数之间的差异称为**均数的抽样误差**；同理，率之间的差异称为**率的抽样误差**。在抽样研究中，抽样误差是不可避免的，只要存在抽样，就有抽样误差；因为抽样误差产生的根本原因是客观存在的个体变异。

如何估计抽样误差的大小？这是进行统计推断首先要考虑的问题。用来表示抽样误差大小的指标称为标准误，标准误是一个变异指标。

二、标准误的计算及意义

（一）均数标准误的计算及意义

数理统计推理和中心极限定理表明：从正态总体 $N(\mu, \sigma^2)$ 中随机抽取样本含量 n 相等的若干个样本，各样本均数$\overline{X}$的分布服从正态分布 $N(\mu, \sigma_{\overline{X}}^2)$（即使从偏态总体中随机抽样，当 n 足够大时，各样本均数$\overline{X}$的分布也近似服从正态分布）。其中，各样本均数$\overline{X}$的总体均数为 μ，标准差为$\sigma_{\overline{X}}$，则$\sigma_{\overline{X}}$可按下列公式计算：

$$\sigma_{\overline{X}} = \frac{\sigma}{\sqrt{n}} \tag{4-1}$$

公式中，$\sigma_{\overline{X}}$为样本均数的标准差，σ 为个体观察值的标准差，n 为样本含量。通常将$\sigma_{\overline{X}}$称为均数的标准误（standard error of mean，SEM），它反映了均数之间的离散程度；也反映了均数抽样误差的大小。

由于一般情况下我们不能直接考查总体，所以总体标准差 σ 常未知，需要用样本标准差 S 来估计。因此均数标准误的估计值为：

$$\boxed{S_{\overline{X}} = \frac{S}{\sqrt{n}}} \tag{4-2}$$

由公式（4-1）和公式（4-2）可见，标准误与标准差、样本含量的关系为：当样本含量 n 固定时，均数的标准误与标准差呈正比；当标准差固定时，均数的标准误与样本含量 n 的平方根呈反比，即在同一总体中随机抽样，样本含量 n 越大，抽样误差越小。

所以在实际工作中减小均数抽样误差的一个重要途径是增加样本含量 n。实际应用中常用 $S_{\overline{X}}$ 表示均数的标准误，若均数标准误越小，表示样本均数的抽样误差越小，用样本均数估计总体均数的可靠性越好；均数标准误越大，则相反。

例 4-1　为了解某地 2022 年健康成年男性身高，从该总体中随机抽取了一个 100 人的样本，计算得到其身高的样本均数为 171.7 cm，标准差为 6.5 cm，则该地 2022 年健康成年男性身高的均数标准误的估计值为：

$$S_{\overline{X}} = S/\sqrt{n} = 6.5/\sqrt{100} = 0.65\ \text{cm}$$

（二）率的标准误的计算及意义

一般地，从一个总体率为 π 的总体中，随机抽取样本含量 n 相等的若干个样本，得到各样本率 p，可以推出：

$$\text{样本率 } p \text{ 的总体均数 } \mu_p = \pi \tag{4-3}$$

$$\text{样本率 } p \text{ 的标准差 } \sigma_p = \sqrt{\frac{\pi(1-\pi)}{n}} \tag{4-4}$$

通常将 σ_p 称为率的标准误，它反映了率与率之间的离散程度；也反映了率的抽样误差的大小。

总体率 π 常未知，需要用样本率 p 作为总体率 π 的估计值。因此率的标准误的估计值为：

$$\boxed{S_p=\sqrt{\frac{p(1-p)}{n}}} \quad (4\text{-}5)$$

由公式（4-4）和公式（4-5）可见，率的标准误与样本含量 n 的平方根呈反比。所以在实际工作中增加样本含量 n 可以减小样本率的抽样误差。实际应用中常用 S_p 表示率的标准误，率的标准误越小，表示样本率的抽样误差越小，用样本率估计总体率的可靠性越好；率的标准误越大，则相反。

例 4-2 欲了解某社区儿童家长对基本保健知识的知晓情况，随机抽取了该总体中 120 例儿童家长，计算得到样本知晓率为 75%，则该社区儿童家长对基本保健知识的知晓率的标准误估计值为：

$$S_p=\sqrt{\frac{p(1-p)}{n}}=\sqrt{\frac{0.75\times 0.25}{120}}=0.0395=3.95\%$$

第二节　t 分布

一、t 分布的概念 *

本书第二章提到，若观察值 X 服从正态分布 $N(\mu,\sigma^2)$，则通过 Z 值的变换（$Z=\frac{X-\mu}{\sigma}$），可以将一般的正态分布 $N(\mu,\sigma^2)$ 变换为标准正态分布 $N(0,1)$。同理，若从正态分布 $N(\mu,\sigma^2)$ 总体中随机抽取若干个样本含量为 n 的样本，则样本均数也服从正态分布 $N(\mu,\sigma_{\bar{X}}^2)$。同样，若将每个样本均数减去它们的总体均数，并除以均数的标准误，则得到 Z 值，即：

$$\boxed{Z=\frac{\bar{X}-\mu}{\sigma_{\bar{X}}}\text{，服从标准正态分布 } N(0,1)\text{，即 } Z \text{ 分布。}}$$

在实际工作中，当 $\sigma_{\bar{X}}$ 未知时，常用 $S_{\bar{X}}$ 来代替 $\sigma_{\bar{X}}$，则公式 $Z=\frac{\bar{X}-\mu}{\sigma_{\bar{X}}}$ 变为：

$$\boxed{t=\frac{\bar{X}-\mu}{S_{\bar{X}}}=\frac{\bar{X}-\mu}{S/\sqrt{n}}\text{，服从自由度 } \nu=n-1 \text{ 的 } t \text{ 分布。}}$$

t 分布主要用于总体均数的区间估计及 t 检验等。它最早由英国统计学家 W.S.Gosset 于 1908 年以“Student”笔名发表，故又称 Student t 分布（Student's t-distribution）。

二、t 分布的图形和特征

t 分布是一簇曲线，不是一条曲线，因为 t 值的分布与自由度 ν 有关。由图 4-3 可见，

当自由度 ν 不同时（即样本含量 n 不同），曲线的形状不同。

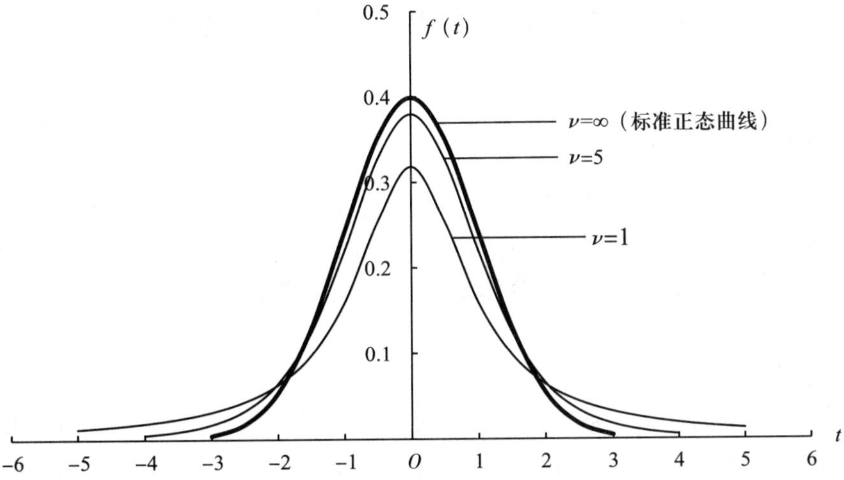

图 4-3　不同自由度下的 t 分布图

t 分布与标准正态分布相比，**其图形有如下特征**：①以 0 为中心，左右对称的单峰分布；②自由度 $\nu=n-1$ 越小，则 t 值越分散，曲线变得越低平，尾部翘得越高；③随着自由度 ν 逐渐增大，t 分布逐渐逼近标准正态分布；当 ν 趋于 ∞ 时，t 分布就完全成为标准正态分布（Z 分布）。

为了方便使用，统计学家编制了不同自由度 ν 下的 t 界值表（附录附表 2）。

当已知自由度 ν 和概率 P，根据 t 界值表可以查出单侧和双侧概率所对应的 t 界值。方法如下：①在 t 界值表中，横标目为自由度 ν，纵标目为概率 P。②表中数字表示当 ν 和 P 确定时，对应的 t 界值。③该表中分别给出了单侧概率和双侧概率所对应的 t 界值。在卫生统计学教材中一般习惯用法是将与单侧概率相对应的 t 界值用符号 $t_{\alpha,\nu}$ 表示，与双侧概率相对应的 t 界值用符号 $t_{\alpha/2,\nu}$ 表示。例如：当 $\nu=18$，单侧概率 $P=0.05$ 时，由表中查得单侧 $t_{0.05,18}=1.734$；而当 $\nu=18$，双侧概率 $P=0.05$ 时，由表中查得双侧 $t_{0.05/2,18}=2.101$。

> 注意，t 界值单、双侧的表达为：$t_{0.05}$ 界值的下标是 0.05，表示单侧；$t_{0.05/2}$ 界值的下标是 0.05/2，表示双侧。在卫生统计学教材中只要看到这种表达，其意思是相同的。

从 t 界值表中可看出：①在相同自由度时，$|t|$ 值越大，概率 P 越小；②在相同 t 值时，双侧概率 P 为单侧概率 P 的 2 倍，即 $t_{0.10/2,18}=t_{0.05,18}=1.734$。

> 学习 t 界值表的查法，主要可以应用于两个方面：①总体均数 95% 或 99% 置信区间的估计；② t 检验。

第三节　总体均数及总体率的估计

一、参数估计的概念

统计推断包含两个方面的内容：参数估计和假设检验。假设检验将在第五章讨论，本节先介绍参数估计。参数估计是指用样本指标（称为统计量）估计总体指标（称为参数）。

现在讨论如何用样本均数估计总体均数以及用样本率估计总体率。参数估计有两种方法。

（一）点估计

直接用随机样本的样本均数$\overline{X}$作为总体均数μ的估计值或用样本率p作为总体率π的估计值的方法称为**点估计**（point estimation）。如可以将例4-1中的100例健康成年男性身高的样本均数作为总体均数的点估计值，即2022年该地所有健康成年男性身高的总体均数μ为171.7 cm；同理，将例4-2中的120例儿童家长对基本保健知识的样本知晓率作为总体知晓率的点估计值，即该社区儿童家长对基本保健知识的总体知晓率π为75%。

点估计的方法简单，但缺点是没有考虑抽样误差的影响，而抽样误差在抽样研究中是不可忽视的。

（二）区间估计

按一定的概率估计总体参数所在的可能范围的方法称为**区间估计**（interval estimation）。总体参数的所在范围通常称为参数的置信区间或可信区间（confidence interval，CI），即该区间以一定的概率（如95%或99%）包含总体参数。如例4-1中，某地健康成年男性身高的总体均数的95%置信区间的含义是：该地健康成年男性身高的总体均数有95%的概率（可能性）落在此范围内；例4-2中，某社区儿童家长对基本保健知识的总体知晓率的95%置信区间的含义是：该社区儿童家长对基本保健知识的总体知晓率有95%的概率（可能性）落在此范围内。

值得注意的是，置信区间的估计是有概率性的，此处概率通常用95%或99%，统计上也常称为95%置信区间，或99%置信区间。例如，95%置信区间即有95%的概率（可能性）认为计算出来的置信区间包含了总体参数；这意味着不能认为总体参数肯定落在此置信区间内，即总体参数仍有5%的可能性不在此置信区间内，也可理解为此区间的置信度为95%。同理，99%置信区间即有99%的概率（可能性）认为计算出来的置信区间包含了总体参数，总体参数仍有1%的可能性不在此置信区间内，此区间的置信度为99%。

置信区间的两个要素：一是准确度（accuracy），反映在置信度的大小，即区间包括总体参数的概率越接近100%越好，如置信度99%相比95%好；二是精密度（precision），反映在区间的长度越小越好，也就是总体参数所在范围越小越好。在样本例数确定的情况下，二者是矛盾的，如仅考虑提高置信度，把区间变得很长，这也是不可取的。故不能笼统地认为 99% 置信区间比 95% 置信区间好，需要兼顾准确度与精密度。一般情况下，95% 置信区间更为常用。在置信度确定的情况下，增加样本的例数，可减少区间长度，提高精密度。

严格来讲，置信区间并不包含置信区间上限、下限两个值，故用圆括号“( )”表示区间。

二、置信区间的计算

前面提到总体参数的点估计不考虑抽样误差的影响，只用样本统计量作为估计值。而区间估计则需要同时将样本统计量和标准误（抽样误差）代入公式进行计算。

（一）总体均数置信区间的计算

根据总体标准差 σ 是否已知及样本含量 n 的大小，总体均数置信区间的计算有 t 分布和 Z 分布（标准正态分布）两种方法。

1. t 分布方法　当总体标准差 σ 未知时，根据 t 分布的原理得到 $P(-t_{\alpha/2,\nu}<t<t_{\alpha/2,\nu})=1-\alpha$，式中 $t=\frac{\overline{X}-\mu}{S_{\overline{X}}}$，故 $P(-t_{\alpha/2,\nu}<\frac{\overline{X}-\mu}{S_{\overline{X}}}<t_{\alpha/2,\nu})=1-\alpha$，即 $P(\overline{X}-t_{\alpha/2,\nu}S_{\overline{X}}<\mu<\overline{X}+t_{\alpha/2,\nu}S_{\overline{X}})=1-\alpha$，则总体均数 μ 的双侧置信区间为：

$$(\overline{X}-t_{\alpha/2,\nu}S_{\overline{X}},\ \overline{X}+t_{\alpha/2,\nu}S_{\overline{X}})\text{ 或缩写为 }\overline{X}\pm t_{\alpha/2,\nu}S_{\overline{X}} \tag{4-6}$$

> 注意，实际应用中，公式（4-6）可直接写成：总体均数的 95% 置信区间为 $\overline{X}\pm t_{0.05/2,\nu}S_{\overline{X}}$，99% 置信区间为 $\overline{X}\pm t_{0.01/2,\nu}S_{\overline{X}}$。当样本量 n 较小时（$n\leqslant 50$），要根据自由度 ν 查相应的 t 界值表（附录附表 2）代入公式。

例 4-3　在某地随机抽取 40 例居民进行膳食调查，测每人每日摄入的蛋白质含量，计算得到该样本人群每日摄入蛋白质的均数为 62.5 g，标准差为 5.6 g，问该地居民每人每日平均摄入蛋白质的 95% 置信区间是多少？

本例总体标准差 σ 未知，样本量小于 50 例，故用 t 分布方法估计总体均数的置信区间。

$n=40$，$\nu=n-1=39$，$\alpha=0.05$ 时，查 t 界值表（附录附表 2），双侧 $t_{0.05/2,39}=2.023$。

已知 $\overline{X}=62.5$ g、$n=40$、$S=5.6$ g，可计算得到样本均数标准误 $S_{\overline{X}}$，代入公式（4-6）计算：$\overline{X}\pm t_{\alpha/2,\nu}S_{\overline{X}}=62.5\pm 2.023\times\frac{5.6}{\sqrt{40}}=(60.71,\ 64.29)$ g。

故该地居民每人每日平均摄入蛋白质的 95% 置信区间为（60.71，64.29）g。

2. Z 分布方法（正态近似法）　当总体标准差 σ 未知，但样本量 n 足够大时（$n>50$），t 分布近似 Z 分布，可以用正态近似法的 $Z_{\alpha/2}$ 值代替 $t_{\alpha/2,\nu}$ 值，则总体均数 μ 的双侧置信区间为：

$$(\overline{X}-Z_{\alpha/2}S_{\overline{X}},\ \overline{X}+Z_{\alpha/2}S_{\overline{X}})\text{ 或缩写为 }\overline{X}\pm Z_{\alpha/2}S_{\overline{X}} \tag{4-7}$$

注意，实际应用中，当样本量 n 足够大时（$n>50$），公式（4-7）可直接写成：总体均数的 95% 置信区间为 $\overline{X}\pm1.96S_{\overline{X}}$，99% 置信区间为 $\overline{X}\pm2.58S_{\overline{X}}$。公式中的 1.96 是指双侧 95% 置信区间的 $Z_{0.05/2}=1.96$；2.58 是指双侧 99% 置信区间的 $Z_{0.01/2}=2.58$。

例 4-4 在某市随机抽取 100 例 20 岁健康男大学生，对他们的身高进行测量，样本均数为 172.0 cm，标准差为 4.0 cm，试估计该市 20 岁健康男大学生平均身高的 95% 置信区间。

本例 σ 未知，但 n 足够大，可用 Z 分布方法估计总体均数的 95% 置信区间。

已知 $\overline{X}=172.0$ cm，$n=100$，$S=4.0$ cm，可计算得到样本均数标准误 $S_{\overline{X}}$，代入公式（4-7）计算：

$$\overline{X}\pm Z_{\alpha/2}S_{\overline{X}}=172.0\pm1.96\times\frac{4.0}{\sqrt{100}}=(171.22,\ 172.78)\ \text{cm}$$

故该市 20 岁健康男大学生平均身高的 95% 置信区间为（171.22，172.78）cm。

注：计量资料小样本（$n\leqslant50$）的总体均数置信区间估计只能用 t 分布法 $\overline{X}\pm t_{\alpha/2,\nu}S_{\overline{X}}$，不能用 Z 分布法（正态近似法）$\overline{X}\pm Z_{\alpha/2}S_{\overline{X}}$。但是大样本（$n>50$）的总体均数置信区间估计既可以用 t 分布法，也能用 Z 分布方法（正态近似法）。因为正态近似法不需要查 Z 值表，方法简单。大样本时，手工计算首选正态近似法，故要记住 $Z_{0.05/2}=1.96$、$Z_{0.01/2}=2.58$ 对应的置信区间各是多少。

（二）总体率置信区间的计算

当 n 足够大，且样本率 p 和（$1-p$）均不太小时，如 np 与 $n(1-p)$ 均大于 5 时，p 的抽样分布逼近正态分布，此时可按正态近似法估计总体率的置信区间，用公式（4-8）计算总体率 π 的置信区间：

$$(p-Z_{\alpha/2}S_p,\ p+Z_{\alpha/2}S_p)，\text{缩写为 } p\pm Z_{\alpha/2}S_p \tag{4-8}$$

公式中 S_p 为率的标准误。

注：实际应用中，用正态近似法估计总体率的 95% 置信区间为 $p\pm1.96S_p$，99% 置信区间为 $p\pm2.58S_p$。同总体均数置信区间的正态近似法一样，置信度为 95% 的区间，$Z=1.96$；置信度为 99% 的区间，$Z=2.58$。

例 4-5 某研究欲调查武汉市某所小学 10 岁儿童的龋齿患病情况，随机抽查该小学 150 例 10 岁儿童，其中龋齿患病人数 60 例，求该小学 10 岁儿童龋齿患病率的 95% 置信区间。

因为本例 n 比较大，$np=60$ 及 $n(1-p)=90$，均大于 5，样本率 $p=60/150=0.40$。此时样本例数 $n=150$，以及样本率 $p=40\%$，可计算得到率的标准误 S_p，代入正态近似法的公式

（4-8）估计总体率的置信区间：

$$p \pm Z_{\alpha/2}S_p = p \pm Z_{\alpha/2}\sqrt{\frac{p(1-p)}{n}} = 0.40 \pm 1.96 \times \sqrt{\frac{0.40(1-0.40)}{150}} = 0.322 \sim 0.478$$

即该小学 10 岁儿童龋齿患病率的 95% 置信区间为 32.2% ~ 47.8%。

本章小结

1. 抽样研究时，由于个体变异的客观存在，抽样误差是不可避免的，即抽样造成了样本指标与其总体指标之间，以及样本指标之间存在差异。抽样误差随着样本含量的增大而减小。反映抽样误差大小的指标是标准误，其中均数的标准误的估计值$S_{\bar{X}}=\frac{S}{\sqrt{n}}$；率的标准误的估计值$S_p=\sqrt{\frac{p(1-p)}{n}}$。实际应用时，要注意均数标准误与标准差的区别，不能混淆。表 4-1 列出了标准差与均数标准误在意义、计算及应用方面的区别。

表 4-1　标准差与均数标准误的区别

项目	意义	计算	主要应用
标准差	衡量个体观察值变异程度的指标	$S=\sqrt{\frac{\sum X^2-(\sum X)^2/n}{n-1}}$	估计参考值范围
均数标准误	衡量样本均数的变异程度，反映了抽样误差的大小	$S_{\bar{X}}=\frac{S}{\sqrt{n}}$	估计总体均数的置信区间

2. t 分布描述了统计量 t 值的抽样分布规律。$t=\frac{\bar{X}-\mu}{S_{\bar{X}}}$服从自由度 $\nu=n-1$ 的 t 分布。t 分布是一簇曲线，不是一条曲线；t 分布随自由度 ν 不同其曲线的形状不同。当自由度 ν 很大，即 n 很大时，t 分布近似标准正态分布。

3. 参数估计有两种方法。①点估计：直接用样本统计量估计总体参数，不考虑抽样误差的影响。②区间估计：以一定概率估计总体参数所在范围，常用 95% 置信区间及 99% 置信区间。由于考虑了抽样误差的大小，区间估计比点估计更重要。

4. 总体均数的区间估计和总体率的区间估计。

（1）当总体标准差 σ 未知时，根据样本含量 n 的大小，总体均数置信区间的计算公式不同。当样本量 n 较小时（$n \leqslant 50$），置信区间的计算为：$\bar{X} \pm t_{\alpha/2,\nu}S_{\bar{X}}$；当样本量 n 足够大时（$n>50$），t 分布近似 Z 分布，可以用 $Z_{\alpha/2}$ 值代替 $t_{\alpha/2,\nu}$ 值，置信区间的计算为：$\bar{X} \pm Z_{\alpha/2}S_{\bar{X}}$。

（2）根据样本量 n 和样本率 p 的大小，当 n 足够大，且 np 与 $n(1-p)$ 均大于 5 时，用正态近似法估计总体率，计算公式为：$p \pm Z_{\alpha/2}S_p$。

5. 实际应用中，总体均数置信区间的估计要注意与参考值范围区别，表 4-2 列出了参考值范围和总体均数置信区间在意义、计算及应用方面的区别。

表 4-2　参考值范围和总体均数置信区间的区别

项目	意义	计算	主要应用
参考值范围	包括绝大多数个体观察对象的某项指标的数值范围	正态分布：$\bar{X} \pm Z_{\alpha/2}S$（双侧） 偏态分布：$P_X \sim P_{100-X}$（双侧）	判断个体观察对象某项指标是否在此范围内
总体均数置信区间	按一定的概率估计一个总体参数所在的可能范围	样本量 n 较小时：$\bar{X} \pm t_{\alpha/2,\nu}S_{\bar{X}}$ 样本量 n 足够大时：$\bar{X} \pm Z_{\alpha/2}S_{\bar{X}}$	估计未知的总体均数所在范围

习题

在线答题

一、名词解释

1. 抽样误差
2. 均数的抽样误差
3. 率的抽样误差

二、简答题

1. 均数标准误与标准差有何区别？
2. t 分布与 Z 分布有何联系？
3. t 分布图形的特征是什么？
4. 用 $\bar{X} \pm 1.96S_{\bar{X}}$、$\bar{X} \pm 2.58S_{\bar{X}}$ 计算的结果各说明什么问题？
5. 总体均数置信区间与参考值范围有何区别？

三、单项选择题

1. $S_{\bar{X}}$ 表示

   A. 总体均数　　B. 个体变量值的离散程度

   C. 样本均数的离散程度　　D. 样本均数

2. 抽样研究中，S 为定值，若逐渐增大样本含量，则样本均数的标准误

   A. 增大　　B. 减小

   C. 等于 0　　D. 不改变

3. 均数标准误越大，则表示此次抽样得到的样本均数

   A. 系统误差越大　　B. 可靠程度越大

   C. 可比性越强　　D. 抽样误差越大

4. 在一个假设的总体（总体率 π=35.0%）中，随机抽取一个 n=100 的样本，得样本率 p=34.2%，则产生样本率与总体率不同的原因是

   A. 测量误差　　B. 不同总体的本质差异

   C. 抽样误差　　D. 率的大小不同

5. 要减小抽样误差，最切实可行的方法是

   A. 适当增加观察例数　　B. 增加测量仪器的精度

   C. 严格挑选观察对象　　D. 考查总体中每一个个体

6. 假设已知某地 35 岁以上健康成年男性的收缩压的总体均数为 120.2 mmHg，标准差为 11.2 mmHg，后者反映的是

A. 抽样误差　　B. 样本均数不同

C. 总体均数不同　　D. 个体变异

7. 上述第 6 题中，从该地 35 岁以上健康成年男性中再随机抽取 40 例样本，测得其平均收缩压为 112.8 mmHg。112.8 mmHg 与 120.2 mmHg 不同，原因是

A. 样本量太少　　B. 存在抽样误差

C. 总体均数不同　　D. 测量不准确

8. 在上述第 6 题的地区，又从该地 7 岁健康男童中随机抽取 20 例样本，测得其平均收缩压为 90.5 mmHg，标准差为 10.4 mmHg，则 90.5 mmHg 与 120.2 mmHg 不同，原因是

A. 个体变异　　B. 抽样误差

C. 总体均数不同　　D. 测量不准确

9. 上述第 8 题中，该地 7 岁健康男童收缩压的总体均数的 95%置信区间为

A. $120.2 \pm t_{0.05/2,19} \times 10.4$　　B. $90.5 \pm 1.96 \times 10.4$

C. $90.5 \pm t_{0.05/2,19} \times 10.4/\sqrt{20}$　　D. $120.2 \pm t_{0.05/2,19} \times 10.4/\sqrt{20}$

10. 正态近似法估计总体率的 95%置信区间应使用的公式为

A. $p \pm 1.96S$　　B. $p \pm 1.96\,\sigma$

C. $p \pm 2.58S_p$　　D. $p \pm 1.96S_p$

11. 统计推断的内容为

A. 仅用样本指标估计相应总体指标

B. 仅做假设检验

C. 进行参数估计和假设检验

D. 估计参考值范围

四、计算分析题

1. 为了解某高原地区小学生血红蛋白含量的平均水平，某研究者随机抽取了该地区小学生 800 名，算得其血红蛋白均数为 105.0 g/L，标准差为 10.0 g/L。试求该地区小学生血红蛋白均数的 95%置信区间。

2. 某药厂为了解其生产的某药物（同一批次）有效成分含量，从该批次随机抽取了该药 10 片，得有效成分含量的样本均数为 103.0 mg，标准差为 2.22 mg，计算得到相应的总体均数 95% 置信区间为（101.41，104.59）mg。

（1）用公式计算该药物有效成分含量的总体均数的 95% 置信区间，请回答：应该带入样本标准差还是标准误？

（2）该批次总体均数 95% 置信区间的含义是什么？

3. 某医师欲研究某地重点高中学生的近视发生率，随机抽样调查了 400 名学生，近视发生率为 24.5%。现欲估计该地重点高中学生的近视发生率的 95%置信区间，请写出合适的计算公式并将数据正确代入，对计算结果给出合理的解释。

（何平平）

第五章数字资源

第五章　计量资料的假设检验

◎ 案例 5-1

某研究者为评价 A 降压药的效果，对 10 名 60 岁女性高血压患者用 A 药，并测量每人服药前、后的收缩压，计算得到 10 名患者服药后减去服药前的收缩压差值 d 的均数为 4.80 mmHg，标准差为 4.566 mmHg。

请回答：

1. 本案例属于何种研究设计类型的资料？
2. 若收缩压的数据服从近似正态分布，对本案例应做何种假设检验？为什么？
3. 进行假设检验，并做出统计推断，回答服用 A 降压药前、后收缩压是否有变化。

◎ 案例 5-2

某研究者为比较 A 降压药与 B 降压药的效果，从病情相同的 60 岁女性高血压患者中随机测量了 8 例服用 A 药的患者收缩压，均数为 132.86 mmHg，标准差为 15.34 mmHg；21 例服用 B 药的患者收缩压均数为 127.44 mmHg，标准差为 18.23 mmHg。

请回答：

1. 本案例属于何种研究设计类型的资料？
2. 若收缩压的数据服从近似正态分布，对本案例应做何种假设检验？为什么？
3. 进行假设检验，并做出统计推断，回答服用 A 药与服用 B 药患者的平均收缩压是否不同。
4. 比较案例 5-1、案例 5-2 的统计结果，可以得出什么结论？

本章导读

本章共有 6 节内容。第一节的重点是要记住假设检验的定义，以及假设检验的三个步骤，后面各章节中不同的假设检验方法均遵循这三个步骤进行。这节的重点难点还包含一些常用专有名词，必须记住其含义或定义，如检验假设（无效假设 H_0 和备择假设 H_1）、单侧检验和双侧检验、检验水准 α、P 值的含义，以及 $P>\alpha$ 或 $P\leqslant\alpha$ 时的统计结论。

第二节是本章的核心内容，也是本教材计量资料假设检验方法的重点内容。本节的重点难点是 t 检验、Z 检验的适用条件；三种 t 检验方法的研究设计不同、检验目的不同、检验假设不同、检验公式不同、自由度 ν 计算不同；检验结果 t 值和 P 值的关系，及正确的统计结论表述。重点还包括三种 t 检验和 Z 检验公式的分子、分母的含义；Z 检验常用的 Z 界值符号及数值（双侧检验 $Z_{0.05/2}$=1.96，单侧检验 $Z_{0.05}$=1.64）。

第三节是关于进行假设检验后无论拒绝 H_0，还是不拒绝 H_0，下结论的同时有可能犯的两类错误。因此说假设检验的结论不是绝对的，是具有概率性的。这节是非必学内容。

第四节的 4 个注意事项都很重要，是各种资料的统计假设检验方法的共性问题。

第五节是多个样本均数比较的方差分析，难点是检验思路和计算方法与 t 检验不同。重点是单因素方差分析的检验假设（无效假设 H_0 和备择假设 H_1），及统计结论的解释。

第六节是非参数的秩和检验方法，其难点是将原始数据转换为秩次，对秩和做检验；尽量将表 5-10 和表 5-11 的例子看懂，理解何种数据需做秩转换。重点是参数检验和非参数检验的概念和特点；秩和检验的适用条件。

本章带星号（*）的内容不作为考核要求。

除了前述的参数估计外，统计推断的另一个重要内容是假设检验（hypothesis test），亦称为显著性检验（significance test）。第四章介绍的是用一个样本统计量（均数或率）对总体参数做估计，若进行两个或多个样本统计量的比较，就要做假设检验。假设检验的方法很多，根据资料的分布类型不同，假设检验包括参数检验和非参数检验；在计量资料中，常用的参数检验方法有一个样本均数与一个总体均数比较、两个小样本均数比较的成组设计和配对设计的 t 检验，两个大样本均数比较的 Z 检验和多个样本均数比较的方差分析；非参数检验为秩和检验。本章主要介绍两组均数比较的 t 检验、Z 检验和多组均数比较的方差分析，以及计量资料的秩和检验。

第一节　假设检验的基本原理和基本步骤

一、假设检验的基本原理

假设检验的定义就是判断样本指标间的差异是存在本质差别，还是由抽样误差引起的一种常用统计分析方法。下面结合实例说明假设检验的基本原理。

例 5-1　已知 2021 年某省城市 10 岁男童的体重指数 BMI 均数为 18.2 kg/m^2，某研究者在该省随机抽取了 20 例农村 10 岁男童，测得他们的 BMI 均数为 15.75 kg/m^2，标准差为 1.67 kg/m^2。问：该省农村 10 岁男童的 BMI 均数是否与城市 10 岁男童不同?

分析：能否根据城市 10 岁男童的 BMI 均数为 18.2 kg/m^2，而 20 例农村 10 岁男童的 BMI 均数为 15.75 kg/m^2，从而直接得出该省农村 10 岁男童的 BMI 均数与城市 10 岁男童不同，或比城市 10 岁男童更低的结论？答案是否定的。

这里我们可以将“城市 10 岁男童的体重指数 BMI 均数”看作是已知总体均数，用符

号 μ_0 表示，即 μ_0=18.2 kg/m^2；而“20 例农村 10 岁男童的 BMI 均数”可以看作是一个样本均数，用符号$\bar{X}$表示，即$\bar{X}$ =15.75 kg/m^2，其所代表的总体均数，即该省农村 10 岁男童的 BMI 均数设为 μ，μ 是未知的。现在研究者的目的是通过样本均数$\bar{X}$与已知总体均数 μ_0 的比较，推断该省农村 10 岁男童的 BMI 均数是否与城市 10 岁男童不同。本例中，样本均数$\bar{X}$与已知总体均数 μ_0 不相等有两种可能：①该省农村 10 岁男童的 BMI 均数与城市 10 岁男童相同，即 $\mu=\mu_0$，那么$\bar{X}$与 μ_0 不同，仅仅是抽样误差造成的。②由于环境条件的影响，使得该省农村 10 岁男童的 BMI 均数与城市 10 岁男童不同，即 $\mu \neq \mu_0$，那么$\bar{X}$与 μ_0 不同，主要是由于两个总体均数不相等造成的。如何做出判断？统计上可以通过假设检验回答这个问题。

根据上述基本原理可知，假设检验的目的就是对已知的样本指标进行比较，排除抽样误差的影响，通过统计检验推断总体参数间是否存在本质上的不同。计量资料假设检验的目的是通过两个或多组样本均数比较的检验结果判断有无统计学意义，从而推断其总体均数间是否不同。

二、假设检验的基本步骤

现仍以例 5-1 的“一个样本均数与已知总体均数比较”为例，讲述假设检验的三个基本步骤。

（一）建立检验假设，确定检验水准

1. 首先要明确指标的类别，是均数的比较还是率的比较。例 5-1 是均数的比较。

2. 建立检验假设　检验假设有两种：①无效假设，又称为零假设（null hypothesis），用符号 H_0 表示。例 5-1 的无效假设 H_0 为该省农村 10 岁男童的 BMI 均数与城市 10 岁男童相同，即 H_0：$\mu=\mu_0$，两总体均数相等。②备择假设（alternative hypothesis），用符号 H_1 表示。备择假设 H_1 是与无效假设 H_0 相互对立的假设；当 H_0 被拒绝时，则接受 H_1。H_1 可以反映检验是进行单侧检验（one-sided test）还是双侧检验（two-sided test）。单侧检验或双侧检验应根据研究目的，结合专业知识来确定。如果从专业知识的角度，判断一种方法的结果不可能低于或高于另一种方法的结果，则可以采用单侧检验，H_1 为 $\mu>\mu_0$ 或 $\mu<\mu_0$。在不能根据专业知识判断两种结果谁高谁低时，则用双侧检验，H_1 为 $\mu \neq \mu_0$。例 5-1 的检验目的是推断两个总体均数是否不同，这是双侧检验，它意味着该省农村 10 岁男童的 BMI 均数可能低于城市 10 岁男童，也可能高于城市 10 岁男童；例 5-1 的备择假设 H_1 为该省农村 10 岁男童的 BMI 均数与城市 10 岁男童不同，即 H_1：$\mu \neq \mu_0$，两总体均数不相等。但是如果研究者从专业知识考虑，认为该省农村 10 岁男童的 BMI 均数不可能高于城市 10 岁男童，则可以采用单侧检验，H_1：$\mu<\mu_0$。

> 注：实际应用中，当研究者关心两总体均数是否有差别（即不同）时，可以选择双侧检验；当关心某总体均数是否高于或者低于另一总体均数时，可以选择单侧检验。

现在以样本均数（该样本所代表的未知总体均数为 μ）与已知总体均数 μ_0 的比较为例，用符号表示相应的检验假设（表 5-1）。

表 5-1 样本均数与已知总体均数比较的检验假设

	目的	H_0	H_1
双侧检验	是否 $\mu \neq \mu_0$	$\mu=\mu_0$	$\mu \neq \mu_0$
单侧检验	是否 $\mu > \mu_0$	$\mu=\mu_0$	$\mu > \mu_0$
	或是否 $\mu < \mu_0$	$\mu=\mu_0$	$\mu < \mu_0$

3. 确定检验水准 检验水准也称为显著性水准（significance level），符号为 α。α 是预先规定的概率值，它是"是否拒绝 H_0 的界限"。研究者可以根据研究目的规定 α 的大小，通常 α 取 0.05。

（二）选定检验方法，计算检验统计量

要根据统计推断的目的、研究设计的类型和样本量的大小等适用条件，选用不同的检验方法和计算相应的统计量。例如：两个小样本均数比较的完全随机设计，做 t 检验之前要做方差齐性检验（检验步骤参照例 5-3）。多个样本均数比较可以采用方差分析的 F 检验，并计算相应的 F 统计量值。

（三）确定 P 值，做出统计推断

P 值的含义是指从 H_0 所规定的总体中（如例 5-1 中 H_0 为 $\mu=\mu_0$）进行随机抽样，获得等于及大于（或等于及小于）现有样本的检验统计量值（如 t 值或 Z 值）的概率。一般情况是将计算得到的检验统计量与相应的统计用表中的临界值比较，并同时确定 P 值。然后将概率 P 与检验水准 α 比较，从而得出结论。当 $P \leqslant \alpha$ 时，按所取检验水准 α，拒绝 H_0，接受 H_1，差别有统计学意义，可以认为两总体均数不同；当 $P > \alpha$ 时，按所取的检验水准 α，不拒绝 H_0，差别无统计学意义，尚不能认为两总体均数不同。

实际应用中，假设检验的三个步骤可以按上述例子的格式去操作。

第二节 t 检验和 Z 检验

假设检验的具体方法通常以选定的检验统计量来命名。如检验统计量 t 值和 Z 值分别对应于 t 检验和 Z 检验，检验统计量 F 值对应于 F 检验。实际应用时，应注意各种检验方法的适用条件。

t 检验的适用条件：当总体标准差 σ 未知，样本含量 n 较小时，理论上要求样本数据来自正态分布的总体。完全随机设计的两个小样本均数比较时还要求两总体方差相等。但在实际应用时，与上述条件略有偏离，对结果也影响不大。习惯规定样本含量小于或等于 50（$n \leqslant 50$）为小样本。

Z 检验的适用条件：当总体标准差 σ 未知，但样本含量 n 较大（一般 $n>50$）时，选用 Z 检验。Z 检验在手工计算时的方便之处是计算结果不用查 Z 界值表，只要记住几个常用的 Z 界值，如双侧检验，当 $\alpha=0.05$ 时 $Z_{0.05/2}=1.96$，当 $\alpha=0.01$ 时 $Z_{0.01/2}=2.58$；对于单侧检验，当 $\alpha=0.05$ 时 $Z_{0.05}=1.64$。

一、t 检验

（一）样本均数与已知总体均数比较的 t 检验

样本均数与已知总体均数比较的 t 检验又称为单样本 t 检验（one sample t-test）。“已知总体均数”一般为理论值、标准值或经过大量观察所得到的稳定值等。令已知总体均数为 μ_0，样本均数所代表的未知总体均数为 μ，假设检验的目的是推断样本均数所代表的未知总体均数 μ 与已知总体均数 μ_0 是否不同（双侧检验）。

检验统计量 t 值的计算公式为：

$$t=\frac{\bar{X}-\mu_0}{S/\sqrt{n}},\quad \nu=n-1 \tag{5-1}$$

例 5-2 对例 5-1 进行 t 检验，回答该省农村 10 岁男童的 BMI 均数与城市 10 岁男童是否不同。

检验步骤如下：

1. 建立检验假设，确定检验水准

H_0：$\mu=\mu_0=18.2\ \text{kg/m}^2$，即该省农村 10 岁男童的 BMI 均数与城市 10 岁男童相同

H_1：$\mu\neq\mu_0$，即该省农村 10 岁男童的 BMI 均数与城市 10 岁男童不同

本例为双侧检验，检验水准 $\alpha=0.05$

2. 选定检验方法，计算检验统计量

因为总体标准差 σ 未知且 $n=20$ 较小，所以选用样本均数与已知总体均数比较的 t 检验。本例中，$\mu_0=18.2\ \text{kg/m}^2$，$\bar{X}=15.75\ \text{kg/m}^2$，$S=1.67\ \text{kg/m}^2$。按公式（5-1）：

$$t=\frac{\bar{X}-\mu_0}{S/\sqrt{n}}=\frac{15.75-18.2}{1.67/\sqrt{20}}=-6.561,\quad \nu=n-1=20-1=19$$

3. 确定 P 值，做出统计推断

查 t 界值表（附表 2），当 $\nu=19$ 时，双侧 $t_{0.05/2,19}=2.093$，本例 $|t|=6.561>2.093$，所以 $P<0.05$，差别有统计学意义。按 $\alpha=0.05$ 水准，拒绝 H_0，接受 H_1，可认为该省农村 10 岁男童的 BMI 均数与城市 10 岁男童不同。

（二）完全随机设计的两样本均数 t 检验

完全随机设计的两样本均数 t 检验又称为成组 t 检验或两个独立样本均数 t 检验（two independent samples t-test）。完全随机设计的两样本均数比较是指分别从两个研究总体中随机抽取样本，目的是推断这两个独立样本所代表的未知总体均数 μ_1 与 μ_2 是否不同。

完全随机设计的两个样本均数（所对应的未知总体均数分别为 μ_1、μ_2）比较时，根据研究目的可以做双侧检验或单侧检验，表 5-2 用符号列出了相应的检验假设。

表 5-2　完全随机设计两样本均数的比较

	目的	H_0	H_1
双侧检验	是否 $\mu_1\neq\mu_2$	$\mu_1=\mu_2$	$\mu_1\neq\mu_2$
单侧检验	是否 $\mu_1>\mu_2$	$\mu_1=\mu_2$	$\mu_1>\mu_2$
	是否 $\mu_1<\mu_2$	$\mu_1=\mu_2$	$\mu_1<\mu_2$

假定两个独立样本分别服从正态分布 $N(\mu_1, \sigma_1^2)$ 和 $N(\mu_2, \sigma_2^2)$，当研究两总体均数 μ_1 与 μ_2 是否不同时，在做 t 检验之前，理论上应先检验相应的两总体方差是否相等，即一般先做方差齐性检验（homogeneity test）。若两总体方差相等（$\sigma_1^2=\sigma_2^2$），则可以采用完全随机设计的两样本 t 检验；若两总体方差不等（$\sigma_1^2\neq\sigma_2^2$），则可以考虑采用以下方法。①t' 检验；②变量变换：所谓变量变换是将原始数据做某种函数转换（如转换为对数值等），可使转换后的资料达到方差齐性，再做完全随机设计的两样本 t 检验；③两个样本比较的秩和检验（参见本章第六节的秩和检验）。

检验方差齐性的方法如下。

H_0：两总体方差相等，即 $\sigma_1^2=\sigma_2^2$

H_1：两总体方差不相等，即 $\sigma_1^2\neq\sigma_2^2$

检验水准 $\alpha=0.10$（双侧）

$$F=\frac{S_1^2}{S_2^2}\quad \nu_1=n_1-1,\ \nu_2=n_2-1 \tag{5-2}$$

公式中，S_1^2 为较大的样本方差，S_2^2 为较小的样本方差，ν_1 为分子的自由度，ν_2 为分母的自由度。

求得 F 值后，查 F 界值表（附表 3），若计算得到的 $F\geqslant F_{\alpha/2,(\nu_1,\nu_2)}$，则 $P\leqslant\alpha$，结论：按所取检验水准 α，拒绝 H_0，接受 H_1，可以认为两总体方差不等；若 $F<F_{\alpha/2,(\nu_1,\nu_2)}$，则 $P>\alpha$，结论：按所取的检验水准 α，不拒绝 H_0，尚不能认为两总体方差不等。

注意：做方差齐性检验的目的是判断能否做 t 检验，若认为两总体方差相等，则可以进行完全随机设计的两样本均数比较的 t 检验。t 检验的公式为：

$$\boxed{t=\frac{\bar{X}_1-\bar{X}_2}{S_{\bar{X}_1-\bar{X}_2}},\ \nu=n_1+n_2-2} \tag{5-3}$$

公式中 $S_{\bar{X}_1-\bar{X}_2}$ 为两样本均数差值的标准误，其计算方法如下：

$$S_{\bar{X}_1-\bar{X}_2}=\sqrt{S_c^2\left(\frac{1}{n_1}+\frac{1}{n_2}\right)} \tag{5-4}$$

公式中 S_c^2 称为合并方差，其计算方法如下：

$$S_c^2=\frac{(n_1-1)S_1^2+(n_2-1)S_2^2}{n_1+n_2-2}=\frac{\left[\sum X_1^2-\frac{(\sum X_1)^2}{n_1}\right]+\left[\sum X_2^2-\frac{(\sum X_2)^2}{n_2}\right]}{n_1+n_2-2} \tag{5-5}$$

例 5-3 某研究者欲比较男婴、女婴的平均出生体重，随机抽取了 2020 年某地的 10 名男婴和 15 名女婴，测得他们的出生体重（kg）如表 5-3 所示。试问 2020 年该地男婴、女婴的平均出生体重有无不同？

表 5-3　2020 年某地随机抽取的男婴、女婴的出生体重（kg）

男婴 X_1	女婴 X_2	男婴 X_1	女婴 X_2
3.33	3.54	3.07	4.30
3.95	3.83	3.85	3.39
3.10	3.25		3.10
2.95	3.14		3.30
3.25	3.28		3.32
4.01	2.70		2.10
3.49	3.15		3.32
4.35	3.52		

1. 根据表 5-3 的资料，经方差齐性检验，$F=\dfrac{S_1^2}{S_2^2}=\dfrac{0.234}{0.226}=1.035$，$\nu_1=10-1=9$，$\nu_2=15-1=14$。查 F 界值表（附表 3），得 $F_{0.10/2,(9,14)}=2.65$，本例 $F=1.035<2.65$，则 $P>0.10$。按所取的检验水准 α，不拒绝 H_0，尚不能认为两总体方差不等。因此可以采用完全随机设计的两样本 t 检验。

2. 完全随机设计的两样本 t 检验

（1）建立检验假设，确定检验水准

H_0：$\mu_1=\mu_2$，即男婴、女婴的出生体重的总体均数相同

H_1：$\mu_1\neq\mu_2$，即男婴、女婴的出生体重的总体均数不同

本例为双侧检验，检验水准 $\alpha=0.05$

（2）选定检验方法，计算 t 统计量

本例样本含量 n_1、n_2 均小于 50，且两总体方差已知相等，采用完全随机设计的两样本 t 检验，计算如下。

男婴：$n_1=10$，$\bar{X}_1=\sum X_1/n_1=3.535$（kg），$S_1^2=0.226$，$S_1=0.475$（kg）

女婴：$n_2=15$，$\bar{X}_2=\sum X_2/n_2=3.283$（kg），$S_2^2=0.234$，$S_2=0.484$（kg）

$$t=\frac{\bar{X}_1-\bar{X}_2}{S_{\bar{X}_1-\bar{X}_2}}=\frac{\bar{X}_1-\bar{X}_2}{\sqrt{S_c^2\left(\dfrac{1}{n_1}+\dfrac{1}{n_2}\right)}}=\frac{\bar{X}_1-\bar{X}_2}{\sqrt{\dfrac{(n_1-1)S_1^2+(n_2-1)S_2^2}{n_1+n_2-2}\left(\dfrac{1}{n_1}+\dfrac{1}{n_2}\right)}}$$

$$=\frac{3.535-3.283}{\sqrt{\dfrac{(10-1)0.226+(15-1)0.234}{10+15-2}\left(\dfrac{1}{10}+\dfrac{1}{15}\right)}}=\frac{0.252}{0.196}=1.285$$

$$\nu=10+15-2=23$$

（3）确定 P 值，做出统计推断

查 t 界值表（附表 2），当 $\nu=23$ 时，双侧 $t_{0.05/2,23}=2.069$，本例 $t=1.285<2.069$，所以 $P>0.05$，差别无统计学意义。按 $\alpha=0.05$ 水准，不拒绝 H_0，尚不能认为男婴、女婴的出生体

重的总体均数不同。

注：实际应用中，方差齐性检验的步骤很重要，要根据方差齐性检验的结果来选用合适的检验方法。在做习题时，若题中有“经过方差齐性检验后认为两总体方差相等”的提示，此时可省略方差齐性检验，直接进行 t 检验。

（三）配对资料 t 检验

配对资料 t 检验简称为配对 t 检验（paired samples t-test），适用于以下情况：①把同一受试对象分成两部分（如同一份标本分成两部分），再分别给予两种不同处理（如例 5-4），目的是推断两种处理结果有无不同。②自身对照设计，是指对同一受试对象处理前后的结果进行比较（如例 5-5），目的是前后比较推断实施某种处理有无作用。

由于配对设计资料可以有效地控制个体差异对结果的影响，故检验效率比完全随机设计的资料要高。

配对 t 检验的基本原理：假设两种处理结果无差别，则同一对子中不同处理的差值 d 为 0，其总体均数 μ_d 也应为 0（μ_d=0）；若差值的总体均数 μ_d 不为 0（$\mu_d \neq 0$），则说明两种处理的结果有差别。因此，配对设计假设检验的目的是检验差值的总体均数 μ_d 是否不为 0。

配对 t 检验的检验统计量 t 值的计算公式为：

$$t=\frac{\bar{d}-0}{S_d/\sqrt{n}}=\frac{\bar{d}}{S_{\bar{d}}},\nu=n-1 \tag{5-6}$$

公式中 $\bar{d}$ 为差值 d 的样本均数，S_d 为差值的标准差，$S_{\bar{d}}$ 为差值样本均数的标准误，n 为对子数。

例 5-4 食用碘盐中的碘含量（mg/kg）长期以来用 A 法检测，后改用 B 法。某研究者从超市随机抽取 16 个样品分别用 A、B 两种方法检测，检测结果见表 5-4 中第（1）~（3）栏数据。试问两种方法检测结果有无不同？

表 5-4 16 份食用碘盐分别用两种方法测定碘含量结果（mg/kg）

样品号 （1）	A 法 （2）	B 法 （3）	差值 d （4）=（2）-（3）
1	14.80	15.19	–0.39
2	12.07	11.24	0.83
3	12.90	13.04	–0.14
4	11.64	11.83	–0.19
5	12.75	11.88	0.87
6	16.06	16.45	–0.39
7	19.23	19.43	–0.20
8	20.77	20.92	–0.15

续表

样品号 （1）	A法 （2）	B法 （3）	差值 d （4）=（2）-（3）
9	23.67	23.81	−0.14
10	20.37	20.37	0.00
11	24.49	24.01	0.48
12	30.19	30.29	−0.10
13	35.16	34.44	0.72
14	30.16	30.27	−0.11
15	35.45	35.41	0.04
16	40.04	40.07	−0.03
合计	—	—	$\sum d=1.10$

检验步骤如下。

1. 建立检验假设，确定检验水准

H_0：$\mu_d=0$，即两种方法测得结果相同

H_1：$\mu_d\neq 0$，即两种方法测得结果不同

本例为双侧检验，检验水准 $\alpha=0.05$

2. 计算检验统计量 t 值

本例为同一样品接受了两种方法的处理（n 较小），选用配对设计 t 检验，目的是检验两种方法是否不同。

已知 $n=16$，算得 $\sum d=1.10$，$\sum d^2=2.6612$，$\bar{d}=\sum d/n=1.10/16=0.0688$（mg/kg）

$$S_d=\sqrt{\frac{\sum d^2-(\sum d)^2/n}{n-1}}=\sqrt{\frac{2.6612-(1.10)^2/16}{16-1}}=0.4152\ (\text{mg/kg})$$

$$t=\frac{\bar{d}-0}{S_d/\sqrt{n}}=\frac{0.0688}{0.4152/\sqrt{16}}=0.663,\ \nu=n-1=16-1=15$$

3. 确定 P 值，做出统计推断查

查 t 界值表（附表 2），当 $\nu=15$ 时，双侧 $t_{0.05/2,15}=2.131$，本例 $t=0.663<2.131$，所以 $P>0.05$，差别无统计学意义。按 $\alpha=0.05$ 水准，不拒绝 H_0，尚不能认为两种方法测得结果不同。

例 5-5 为促进某农村学生正确膳食行为的形成，某研究对学生进行了 3 个月的膳食营养知识教育。欲评价教育效果，采用问卷调查的方法，在教育前和教育后分别进行膳食营养知识调查。表 5-5 中，第（1）~（3）栏资料为 15 例学生在教育前、后的膳食营养知识得分，问教育前、后学生的平均膳食营养知识得分有无变化？

表 5-5　教育前、后学生的膳食营养知识得分

学生编号 （1）	教育前 （2）	教育后 （3）	差值 d （4）=（3）-（2）
1	29.10	67.20	38.10
2	26.17	62.89	36.72
3	30.73	67.48	36.75
4	33.83	61.63	27.80
5	33.60	64.78	31.18
6	35.20	61.25	26.05
7	23.45	63.73	40.28
8	29.30	70.11	40.81
9	33.29	64.99	31.70
10	26.74	62.35	35.61
11	27.93	68.49	40.56
12	24.93	68.52	43.59
13	24.46	66.83	42.37
14	27.07	66.74	39.67
15	27.68	65.48	37.80
合计	—	—	548.99

1. 建立检验假设，确定检验水准

H_0：$\mu_d=0$，即教育前、后学生的平均膳食营养知识得分无变化

H_1：$\mu_d \neq 0$，即教育前、后学生的平均膳食营养知识得分有变化

本例为双侧检验，检验水准 $\alpha=0.05$

2. 选定检验方法，计算检验统计量 t 值

本例为同一受试对象处理前后的比较（n 较小），可以选用配对设计 t 检验，目的是检验膳食营养知识教育有无效果。

已知 $n=15$，算得 $\sum d=548.99$，$\sum d^2=20478.03$，$\bar{d}=\sum d/n=548.99/15=36.599$

$$S_d=\sqrt{\frac{\sum d^2-(\sum d)^2/n}{n-1}}=\sqrt{\frac{20478.03-(548.99)^2/15}{15-1}}=5.247$$

$$t=\frac{\bar{d}-0}{S_d/\sqrt{n}}=\frac{36.599}{5.247/\sqrt{15}}=27.01,\ \nu=n-1=15-1=14$$

3. 确定 P 值，做出统计推断

查 t 界值表（附表 2），当 $\nu=14$ 时，双侧 $t_{0.05/2,14}=2.145$，本例 $t=27.01>2.145$，所以 $P<0.05$，差别有统计学意义。按 $\alpha=0.05$ 水准，拒绝 H_0，认为教育前、后学生的平均膳食营养知识得分有变化。

二、完全随机设计的两样本均数 Z 检验

当两组计量资料的样本量较大（一般大于 50）时，若比较它们的均数差别有无统计学意义，则可以做 Z 检验。因为 Z 检验的计算公式比 t 检验简单，而且检验结果不用查 t 界值表，可以直接与 Z 界值比较。常用的 Z 界值为：双侧检验，当 α=0.05 时，$Z_{0.05/2}=1.96$；对于单侧检验，当 α=0.05 时，$Z_{0.05}=1.64$。

检验统计量 Z 值的计算公式如下：

$$Z=\frac{\bar{X}_1-\bar{X}_2}{\sqrt{\frac{S_1^2}{n_1}+\frac{S_2^2}{n_2}}} \tag{5-7}$$

例 5-6 某研究欲探讨甲地区男孩身高是否高于乙地区，故在甲地区随机抽取 100 例 18 岁男生，计算平均身高为 173.5 cm，标准差为 5.5 cm；在乙地区随机抽取 120 例 18 岁男生，平均身高为 167.8 cm，标准差为 6.5 cm。问甲地区 18 岁男生的平均身高是否高于乙地区？（注意：根据研究者的目的，本例是单侧检验。）

1. 建立检验假设，确定检验水准

H_0：$\mu_1=\mu_2$，即甲地区 18 岁男生的平均身高与乙地区相同

H_1：$\mu_1>\mu_2$，即甲地区 18 岁男生的平均身高高于乙地区

本例为单侧检验，检验水准 α=0.05

2. 计算检验统计量

两样本含量较大，故采用完全随机设计的两样本 Z 检验。

$$Z=\frac{\bar{X}_1-\bar{X}_2}{S_{\bar{X}_1-\bar{X}_2}}=\frac{\bar{X}_1-\bar{X}_2}{\sqrt{\frac{S_1^2}{n_1}+\frac{S_2^2}{n_2}}}=\frac{173.5-167.8}{\sqrt{\frac{5.5^2}{100}+\frac{6.5^2}{120}}}=\frac{5.7}{0.809}=7.05$$

3. 确定 P 值，做出统计推断

因为单侧 $Z_{0.05}=1.64$，本例 $Z=7.05>1.64$，所以 $P<0.05$，差别有统计学意义。按 α=0.05 水准，拒绝 H_0，接受 H_1，认为甲地区 18 岁男生的平均身高高于乙地区。

第三节　Ⅰ型错误和Ⅱ型错误 *

假设检验的结论不能绝对化，即：拒绝 H_0，不能认为“两个总体均数肯定不相等”；反之，不拒绝 H_0，不能认为“两个总体均数肯定相等”。无论拒绝 H_0 或不拒绝 H_0，假设检验的结论都有犯错误的可能。假设检验通常可能发生下面两类错误。

Ⅰ型错误（type Ⅰ error）：拒绝了实际上成立的 H_0，这类“弃真”的错误称为Ⅰ型错误。以“样本均数与已知总体均数比较”的 t 检验为例来说明Ⅰ型错误。设 H_0：$\mu=\mu_0$，H_1：$\mu\neq\mu_0$。若 H_0 实际上是成立的，即 μ 确实等于 μ_0；但由于抽样误差的偶然性，得到较大

的 t 值，使得 $t \geqslant t_{\alpha/2,\nu}$，$P \leqslant \alpha$，从而拒绝 H_0，接受 H_1，结论为 $\mu \neq \mu_0$，此时犯了Ⅰ型错误。犯Ⅰ型错误的概率是 α。通常取 α=0.05，其含义是当拒绝 H_0 时，理论上 100 次检验中平均有 5 次发生这样的错误。

Ⅱ型错误（type Ⅱ error）：接受了实际上是不成立的 H_0，这类“存伪”的错误称为Ⅱ型错误。仍以“样本均数与已知总体均数比较”的 t 检验为例来说明Ⅱ型错误。设 H_0：$\mu=\mu_0$，H_1：$\mu \neq \mu_0$。若 H_0 实际上不成立，H_1 是成立的，即 μ 确实不等于 μ_0；但由于抽样误差的偶然性，得到较小的 t 值，使得 $t < t_{\alpha/2,\nu}$，$P > \alpha$，从而不拒绝 H_0，此推断错误就是Ⅱ型错误。犯Ⅱ型错误的概率是 β，一般情况下 β 的大小是未知的。但 α 和 β 的大小有一定关系，当样本含量 n 确定时，α 愈小，β 愈大；反之，α 愈大，β 愈小。要同时减小 α 和 β，则只有增加样本含量 n。值得注意的是，拒绝 H_0，只可能犯Ⅰ型错误，不可能犯Ⅱ型错误；不拒绝 H_0，只可能犯Ⅱ型错误，不可能犯Ⅰ型错误。

$1-\beta$ 称为检验效能（power of a test），又称为把握度。它的含义是：当两总体确实有差别时，按规定的检验水准 α，能够发现两总体间差别的能力。例如：$1-\beta$=0.8，意味着如果两总体确实有差别，则理论上 100 次检验中，平均有 80 次能够得出有差别的结论。实际工作中，要保证比较高的检验效能，很重要的条件是具有足够的样本含量。

现将两类错误归纳在表 5-6 中。

表 5-6　假设检验的结论可能发生的两类错误

客观实际	假设检验的结论	
	拒绝 H_0	不拒绝 H_1
H_0 成立	Ⅰ型错误（α）	推断正确（$1-\alpha$）
H_0 不成立，H_1 成立	推断正确（$1-\beta$）	Ⅱ型错误（β）

第四节　假设检验的注意事项

一、假设检验的前提——可比性

组间比较时应具备可比性，即除了处理因素外，其他可能影响结果的非处理因素在各组间应该尽可能相同或相近。例如：比较甲、乙两地区 18 岁男生的平均身高是否有不同。研究关心的因素是地区，但是其他因素也可能对身高有影响，如年龄、性别。只有当两地区的调查对象年龄、性别情况相同时，才能比较它们的平均身高是否有差异。

二、选用的假设检验方法应符合其应用条件

t 检验和 Z 检验都是用于比较两个均数差别的假设检验方法。尽管同是两个计量资料的平均指标进行比较，而样本含量的大小不同，所用假设检验方法也就不同。t 检验用于两个小样本均数的比较，也可用于两个大样本均数的比较；Z 检验只能用于两个大样本均数的比较，而不能用于两个小样本均数的比较。同是两个小样本均数的比较，配对资料和

成组资料的设计类型不同，t 检验的方法也不同。对于配对设计的资料，应选用配对 t 检验，若做成组 t 检验，不但浪费信息，还可能得出错误结论。成组设计的资料只能用成组比较的 t 检验，而不能做配对 t 检验。

三、正确理解假设检验过程中样本均数与总体均数间的关系

无论 t 检验和 Z 检验，都是通过对两个样本均数的比较推断它们所代表的两个总体均数是否不同。也就是说，我们看到的是两个有差别的样本均数，但目的并不是就样本论样本，而是想知道它们的总体情况是否不同。此时无效假设（H_0）是对总体而言，即假设“两个总体均数相同”，t 值或 Z 值则是通过比较两个样本均数之差得到的。因此在判断结果时，若针对样本均数，可以说差别有统计学意义或无统计学意义；若针对总体均数，则说两个总体均数相同或不相同。

四、正确理解“差别有统计学意义”的含义

假设检验结论中的“拒绝 H_0，接受 H_1”称为差别有统计学意义，可以认为两个总体均数不同；当“不拒绝 H_0”时，称为差别无统计学意义，尚不能认为两个总体均数不同。注意，假设检验的结论不能直接回答差异的大小，“差别有统计学意义”并不意味着两个总体均数相差很大。差别的大小及差别有无实际意义只能进一步根据专业知识来确定。例如：当样本量足够大时，即使两个样本均数间相差很小也可能得出 $P \leqslant 0.05$，此时差别虽有统计学意义，但不一定有实际意义。

第五节　方差分析

第二节我们讨论了两样本均数比较的方法（t 检验或 Z 检验），这一节进一步讨论多个样本均数比较的方法。本节介绍的方差分析（analysis of variance，ANOVA），或称为 F 检验，适用的是多个样本均数的比较，其目的是检验多个总体均数是否不同。

一、方差分析的基本思想 *

下面结合实例讲解方差分析的基本思想。

例 5-7　某研究者依据国际体力活动短问卷将体力活动划分为低、中、高三个水平，然后从某医科大学的低体力活动水平的学生中随机抽取了 11 人，中体力活动水平者中抽取了 9 人，高体力活动水平者中抽取了 11 人，采用人体成分测量仪测量了他们的骨骼肌量（kg），详见表 5-7 中数据。问三种不同体力活动水平的学生其平均骨骼肌量有无不同？

表 5-7 三组不同体力活动水平的学生的骨骼肌量（kg）

	骨骼肌量（kg）			
	低体力活动水平	中体力活动水平	高体力活动水平	
X_{ij}	21.9	25.7	28.4	
	18.5	30.0	32.2	
	28.9	24.3	29.7	
	30.0	18.0	28.1	
	19.2	18.5	22.3	
	28.5	27.6	28.3	
	23.9	25.8	34.5	
	22.5	30.4	25.4	
	26.5	22.6	27.3	
	27.0		26.2	
	18.1		38.7	
n_i	11	9	11	31（N）
$\bar{X}_i$	24.09	24.77	29.19	26.10（$\bar{X}$）
$\sum_j X_{ij}$	265.0	222.9	321.1	809.0（$\sum X$）
$\sum_j X_{ij}^2$	6574.28	5679.55	9578.11	21831.94（$\sum X^2$）

表 5-7 中符号说明：X_{ij} 表示第 i 个处理组的第 j 个测量值，i=1、2、……、k，j=1、2、3、……、n_i。本例三组不同体力活动水平作为 3 个不同的处理组，即 k=3；各组的样本例数分别为：n_1=11、n_2=9、n_3=11；X_{11}=21.9 表示第 1 个处理组的第 1 个测量值为 21.9 kg，X_{25}=18.5 表示第 2 个处理组的第 5 个测量值为 18.5 kg，余类推。总例数 $N=\sum n_i$=31。$\bar{X}_i$ 表示第 i 个处理组的均数，如：$\bar{X}_1$=24.09 kg，$\bar{X}$表示各处理组所有测量值的总均数；$\sum_j X_{ij}$表示第 i 个处理组的测量值求和，$\sum X$ 表示各处理组所有测量值的总和；$\sum_j X_{ij}^2$表示第 i 个处理组的测量值求平方和，$\sum X^2$ 表示各处理组所有测量值的总平方和。

本研究的目的：确认三个处理组（三组不同体力活动水平）骨骼肌量总体均数间是否不同。从表 5-7 所有 31 名学生的骨骼肌量的测量结果数据中，可以看到有三种不同的变异。

1. 总变异　三组不同体力活动水平的所有学生的骨骼肌量大小不等，它们之间的变异称为总变异。其大小可以用每个测量值 X_{ij} 与总均数$\bar{X}$的离均差平方和来表示，称为总离均差平方和 $SS_{总}$：

$$SS_{总} = \sum_i \sum_j (X_{ij} - \bar{X})^2$$

总离均差平方和 $SS_{总}$受到测量值个数多少的影响，测量值个数越多，总离均差平方和越大，因此它与总例数 N 有关，确切地说与总的自由度 $\nu_{总}$有关：

$$\nu_{总}=N-1$$

注：实际应用中，总离均差平方和 $SS_{总}$ 的计算公式如下。

$$SS_{总}=\sum X^2-\frac{(\sum X)^2}{N} \tag{5-8}$$

2. 组间变异　三组不同体力活动水平的学生其骨骼肌量的各样本均数 $\bar{X}_i$ 也大小不等，它们之间的变异称为组间变异。其大小可以用各处理组均数 $\bar{X}_i$ 与合计总均数 $\bar{X}$ 的离均差平方和来表示，称为组间离均差平方和 $SS_{组间}$：

$$SS_{组间}=\sum_i n_i(\bar{X}_i-\bar{X})^2$$

组间变异与相应的组间自由度 $\nu_{组间}$ 有关：

$$\nu_{组间}=k-1$$

注：实际应用中，组间离均差平方和 $SS_{组间}$ 的计算公式如下。

$$SS_{组间}=\sum_i \frac{\left(\sum_j X_{ij}\right)^2}{n_i}-\frac{(\sum X)^2}{N} \tag{5-9}$$

组间离均差平方和 $SS_{组间}$ 除以组间自由度 $\nu_{组间}$，称为组间均方 $MS_{组间}$：

$$MS_{组间}=SS_{组间}/\nu_{组间} \tag{5-10}$$

组间均方 $MS_{组间}$ 反映了体力活动不同这个因素的作用（如果确实存在），同时也包含了随机误差。

3. 组内变异　三组不同体力活动水平学生的各组内骨骼肌量也大小不等，这种不同处理组内部的变异称为组内变异，其大小可用各处理组内部每个测量值 X_{ij} 与其均数 $\bar{X}_i$ 的离均差平方和来表示，称为组内离均差平方和 $SS_{组内}$：

$$SS_{组内}=\sum_i\sum_j(X_{ij}-\bar{X}_i)^2$$

组内变异与相应的组内自由度 $\nu_{组内}$ 有关：

$$\nu_{组内}=N-k$$

注：实际应用中，已知 $SS_{总}$ 和 $SS_{组间}$，则有如下公式。

$$SS_{组内}=SS_{总}-SS_{组间} \tag{5-11}$$

组内离均差平方和 $SS_{组内}$ 除以组内自由度 $\nu_{组内}$，称为组内均方 $MS_{组内}$：

$$MS_{组内}=SS_{组内}/\nu_{组内} \tag{5-12}$$

组内均方 $MS_{组内}$只反映了骨骼肌量的随机误差，如个体差异和随机测量误差等。

可以证明以上三种变异有如下关系：

$$SS_{总}=SS_{组间}+SS_{组内}$$
$$\nu_{总}=\nu_{组间}+\nu_{组内} \tag{5-13}$$

由公式（5-13）可见，总变异可以分解为组间变异和组内变异两个部分，此处的总变异是指总离均差平方和 $SS_{总}$，组间变异是组间离均差平方和 $SS_{组间}$，组内变异是组内离均差平方和 $SS_{组内}$；总自由度 $\nu_{总}$也可分解为组间自由度 $\nu_{组间}$和组内自由度 $\nu_{组内}$。

若三组不同体力活动水平的医学生的骨骼肌量总体均数相等，则组间变异和组内变异均只反映随机误差，理论上 $MS_{组间}$等于 $MS_{组内}$，此时计算 $MS_{组间}$与 $MS_{组内}$的比值为：

$$F=MS_{组间}/MS_{组内} \tag{5-14}$$

F 值在理论上应等于 1。但由于抽样误差的影响，F 值一般不等于 1，而是接近于 1。反之，若三组不同体力活动水平的学生其骨骼肌量的总体均数不相等，则组间变异不仅包括随机误差，还包括处理因素作用，$MS_{组间}$会明显大于 $MS_{组内}$，F 值也将明显大于 1。但 F 值要大到多少才能认为有统计学意义呢？

可以证明，在无效假设 H_0：$\mu_1=\mu_2=\cdots\cdots=\mu_k$ 成立时，检验统计量 $F=MS_{组间}/MS_{组内}$服从 $\nu_{组间}=k-1$、$\nu_{组内}=N-k$ 的 F 分布，记为：

$$F=MS_{组间}/MS_{组内}\sim F_{(\nu_{组间},\nu_{组内})}$$

可查相应的 F 界值表（附表 3），按 P 值大小做出推断结论。若计算得到的 $F\geqslant F_{\alpha(\nu_{组间},\nu_{组内})}$，$P\leqslant\alpha$ 时，按检验水准 α，拒绝 H_0，接受 H_1，可以认为各组总体均数不全相等；若 $F<F_{\alpha(\nu_{组间},\nu_{组内})}$，$P>\alpha$ 时，按检验水准 α，不拒绝 H_0，尚不能认为各组总体均数有不同。

通过以上分析可以看出：方差分析的基本思想就是根据资料设计的类型及研究目的，将总变异分解成两个或多个部分。除随机误差外，其余每个部分的变异可由某因素的作用来解释，通过比较可能为某因素所致的变异与随机误差（如组内变异）的均方，由 F 检验做出统计推断，从而了解该因素有无作用。

方差分析的适用条件：①各处理组样本来自正态总体；②各样本是相互独立的随机样本；③各处理组的总体方差相等，即方差齐性。第③个条件可通过样本方差齐性检验获知。

方差分析用途很广，本章仅介绍完全随机设计的单因素方差分析。

二、完全随机设计的单因素方差分析

完全随机设计的单因素方差分析，也称为成组设计的单因素方差分析，只有一个研究因素，此因素有 k 个水平（$k\geqslant2$），其研究目的是比较 k 个处理组的总体均数是否不同。如例 5-7 是完全随机设计的单因素方差分析，只涉及一个研究因素，即“体力活动水平”因素，“三组不同体力活动水平”即为该因素的三个水平。

例 5-8 对表 5-7 中的 31 名低、中、高 3 组体力活动水平学生的骨骼肌量（kg）做方差分析。问 3 组不同体力活动水平的学生其平均骨骼肌量有无不同？

计算步骤为：

1. 建立检验假设，确定检验水准

H_0：$\mu_1=\mu_2=\mu_3$，即 3 组不同体力活动水平的学生其骨骼肌量的总体均数相同

H_1：3 组不同体力活动的学生其骨骼肌量的总体均数不全相同

检验水准 $\alpha=0.05$

2. 计算检验统计量 F 值

将表 5-7 中的数据代入表 5-8 中的公式，分别计算 3 个离均差平方和 SS、自由度 ν 和均方 MS；最终得到 F 值。

表 5-8　完全随机设计方差分析的计算公式

变异来源	SS	ν	MS	F
总	$\sum X^2-\frac{(\sum X)^2}{N}$	$N-1$		
组间	$\sum_i \frac{\left(\sum_j X_{ij}\right)^2}{n_i}-\frac{(\sum X)^2}{N}$	$k-1$	$SS_{组间}/\nu_{组间}$	$MS_{组间}/MS_{组内}$
组内	$SS_{总}-SS_{组间}$	$N-k$	$SS_{组内}/\nu_{组内}$	

$$\frac{(\sum X)^2}{N}=\frac{809.0^2}{31}=21112.29$$

$$SS_{总}=\sum X^2-\frac{(\sum X)^2}{N}=21831.94-21112.29=719.65$$

$$SS_{组间}=\sum_i \frac{\left(\sum_j X_{ij}\right)^2}{n_i}-\frac{(\sum X)^2}{N}=\left(\frac{265.0^2}{11}+\frac{222.9^2}{9}+\frac{321.1^2}{11}\right)-21112.29=165.49$$

$SS_{组内}=SS_{总}-SS_{组间}=719.65-165.49=554.16$

$\nu_{总}=N-1=31-1=30$

$\nu_{组间}=k-1=3-1=2$

$\nu_{组内}=N-k=31-3=28$

$MS_{组间}=SS_{组间}/\nu_{组间}=165.49/2=82.75$

$MS_{组内}=SS_{组内}/\nu_{组内}=554.16/28=19.79$

$F=MS_{组间}/MS_{组内}=82.75/19.79=4.18$

现将上述计算结果列为表 5-9 的形式。

表 5-9　例 5-8 的方差分析结果

变异来源	SS	ν	MS	F	P
总	719.65	30			
组间	165.49	2	82.75	4.18	<0.05
组内	554.16	28	19.79		

3. 确定 P 值，做出统计推断

查 F 界值表（附表 3），分子的自由度 $\nu_{组间}=2$ 为 ν_1，分母的自由度 $\nu_{组内}=28$ 为 ν_2，得 $F_{0.05(2,28)}=3.34$。本例 $F=4.18>3.34$，$P<0.05$，按 $\alpha=0.05$ 水准拒绝 H_0，接受 H_1，故可以认为 3 组不同体力活动水平的学生其骨骼肌量的总体均数不全相同。总的来说，3 组不同体力活动水平的医学生的骨骼肌量是不同的，但并不意味着任何两组不同体力活动水平的学生的骨骼肌量都有差别，可能是任何两者间都有差别，但也可能其中某两者间有差别，而其他组间无差别。要想确定哪些组间有差别、哪些组间无差别，必要时应该进一步做两两比较。两两比较的方法很多，如 q 检验，不能直接选择 t 检验（若需要做均数的两两比较，可参考其他统计学书籍）。

第六节　秩和检验

一、秩和检验的基本概念

前面介绍的 t 检验、Z 检验和方差分析都属于参数检验（parametric test）。参数检验是一种对参数（如总体均数）做推断的假设检验，它要求样本来自正态分布的总体，完全随机设计的两组或多组样本均数比较时还要求各组的总体方差相等。而有些实际资料是不满足参数检验要求的，这时就不宜做参数检验，而应考虑非参数检验（non-parametric test）方法。

本章介绍的秩和检验（rank sum test）是非参数检验方法的一种。非参数检验是对数据的总体分布位置进行比较的假设检验方法，它有两个特点：①不要求数据服从正态分布或方差齐性，可以不考虑数据服从何种分布；②不直接对总体参数进行检验。

秩和检验的方法：①首先对各组原始数据做秩转化，编秩次；②对各组秩次求和，称为秩统计量，简称秩和；③将秩和与统计用表中的临界值比较做出统计结论。由此可知，秩和检验的特点是对秩次的秩统计量（秩和）做检验，与参数检验（如 t 检验）的区别是不直接对原始数据的统计量（$\overline{X}_1$）做检验。

秩和检验可用于各种类型资料的比较，适用条件为：①偏态分布或总体分布未知的资料；②末端有不确定数值的资料，例如小于 0.5 μmol/L 或大于 4 μmol/L；③等级资料等。但要注意：资料符合参数检验要求时应首选参数检验方法，因为这时做秩和检验的话，其检验功效要略低于参数检验方法。

二、配对资料的符号秩和检验 *

要推断配对设计资料中两种处理结果有无差别时，如果两种处理的差值 d 服从正态分布可做配对 t 检验，否则要考虑做符号秩和检验（signed rank test）。符号秩和检验是用于推断配对资料的差值是否来自中位数为零的总体的检验方法，包括查表法和正态近似法两种。本节用一个实例介绍查表法。

例 5-9　对 16 例患者尿样里的铅含量分别用湿式热消化法——二硫腙法和硝酸 - 高锰

酸钾冷消化法进行测定，结果见表 5-10。问两种方法测定结果有无不同？

表 5-10 16 例患者的尿样分别用两种方法测定铅含量（μmol/L）

患者号	冷消化法	热消化法	差值 d	秩次（5）	
（1）	（2）	（3）	（4）=（2）-（3）	+	-
1	2.41	2.80	-0.39		10.5
2	12.07	11.24	0.83	14	
3	2.90	3.04	-0.14		5.5
4	1.64	1.83	-0.19		8
5	2.75	1.88	0.87	15	
6	1.06	1.45	-0.39		10.5
7	3.23	3.43	-0.20		9
8	0.77	0.92	-0.15		7
9	3.67	3.81	-0.14		5.5
10	0.37	0.37	0.00	—	—
11	4.49	4.01	0.48	12	
12	0.19	0.29	-0.10		3
13	5.16	4.44	0.72	13	
14	0.16	0.27	-0.11		4
15	5.45	5.41	0.04	2	
16	0.04	0.07	-0.03		1
合计	—	—	—	56	64

例 5-9 有 16 对测定值，其最小值是 0.04，最大值是 12.07，变异很大，从表 5-10 第（4）栏的差值 d 也可看出离散度较大，数据不像来自正态分布，属于总体分布未知。对这类配对设计资料的假设检验可采用符号秩和检验。这是一种推断差值 d 的总体中位数 M_d 是否为零的检验方法。若不拒绝 H_0：$M_d=0$，则还不能认为两种方法测定结果不同。

配对资料符号秩和检验的检验步骤如下。

1. 建立检验假设，确定检验水准

H_0：两种方法的测定结果相同，即差值总体中位数为 0（$M_d=0$）

H_1：两种方法的测定结果不同，即差值总体中位数不为 0（$M_d\neq0$）

检验水准 $\alpha=0.05$

2. 编秩次、求秩和、确定统计量 T 值

将表 5-10 第（4）栏的差值绝对数由小到大排序编秩，编秩时若第（4）栏的值为零则舍去不参加编秩（如 10 号患者）；遇绝对值相等者取平均秩次（如 1 号与 6 号患者，3 号与 9 号患者）。编秩后分别按正负号归类得到 5 个正秩次和 10 个负秩次，正秩次之和

T_+=56，负秩次之和 T_-=64，见第（5）栏。T_+ 或 T_- 均可作为符号秩和检验的检验统计量 T，本例选统计量 $T=T_+=56$。

3. 确定 P 值，做出统计推断

由于本例 $n \leqslant 50$，可以查 T 界值表（附表 4）确定概率 P 值。查表时，自左侧找到 n，看统计量 T 是否超出了 n 对应的双侧 0.05 的界值范围，落在范围内，则 $P>0.05$；反之，在范围外，则 $P<0.05$。本例非零差值患者例数 n=15，双侧 0.05 界值范围是 25 ~ 95。由于 T=56 在界值范围内，故 $P>0.05$，差别无统计学意义。按 α=0.05 的检验水准，不拒绝 H_0，尚不能认为两种方法测定结果有不同。

若样本量较大（$n>50$）超出 T 界值表的范围，可用正态近似法做 Z 检验。公式为：

$$Z=\frac{|T-n(n+1)/4|-0.5}{\sqrt{n(n+1)(2n+1)/24}} \tag{5-15}$$

三、成组两样本资料的 Wilcoxon 秩和检验 *

这里的成组两样本资料是指完全随机设计（或称成组设计）的两样本资料，要注意把它和前面的配对资料相区别。如果两样本均服从正态分布且服从方差齐性，可做成组 t 检验，否则要考虑做非参数统计的秩和检验。秩和检验方法很多，本节主要介绍的是 Wilcoxon 秩和检验，该方法同样包括查表法和正态近似法两种，例 5-10 的假设检验是用查表法。

例 5-10　为比较农贸市场销售的酱卤肉类和熏烧烤肉类熟食制品中所含的亚硝酸盐含量（mg/kg），某市随机抽检了酱卤肉类熟食制品 10 个样品及熏烧烤肉类熟食制品 12 个样品，检测结果见表 5-11。问两类熟肉制品所含的亚硝酸盐含量有无不同?

表 5-11　两类熟肉制品 22 个样品的亚硝酸盐含量

酱卤肉类		熏烧烤肉类	
亚硝酸盐（mg/kg）	秩次	亚硝酸盐（mg/kg）	秩次
0.00	1.5	0.00	1.5
0.01	3	0.03	5
0.02	4	0.08	7.5
0.04	6	0.69	12
0.08	7.5	3.55	14
0.23	9	3.94	15
0.54	10	4.32	16
0.56	11	4.84	18
1.23	13	5.12	19
4.53	17	5.45	20
		6.40	21
		9.10	22
n_1=10	T_1=82	n_2=12	T_2=171

根据专业知识，熟肉制品中的亚硝酸盐含量是不服从正态分布的。表 5-11 也可看出 22 个样品的测定值从 0.00～9.10，离散度很大，不满足正态分布，故采用 Wilcoxon 秩和检验。这是一种推断两样本指标的总体分布位置是否不同的检验方法。若不拒绝 H_0，认为两组总体分布位置相同，则表示两类熟肉制品的亚硝酸盐含量无差别。

假设检验步骤如下。

1. 建立检验假设，确定检验水准

H_0：两类熟肉制品的总体分布位置相同

H_1：两类熟肉制品的总体分布位置不同

检验水准 $\alpha=0.05$

2. 编秩次、求秩和、确定统计量 T 值

对表 5-11 全部 22 个亚硝酸盐含量统一排秩，遇数值相等者取平均秩次，如秩次（1+2）/2=1.5、（7+8）/2=7.5，再分别计算酱卤肉类组秩和 T_1 及熏烧烤肉类组秩和 T_2。两组例数相等时取任何一组秩和为检验统计量 T；两组例数不等时，确定 n 较小组的秩和为统计量 T。本例 $n_1=10$ 较小，故检验统计量 $T=T_1=82$。

3. 确定 P 值，做出统计推断

查 T 界值（附表 5），当较小例数 $n_1=10$、$n_2-n_1=2$ 时，双侧 $\alpha=0.05$ 检验水平下统计量 T 的界值范围是 84～146（附表 5 第二行数值）。本例 $T=82$，在界值范围之外，故 $P<0.05$，按 $\alpha=0.05$ 水平拒绝 H_0 接受 H_1，认为两类熟肉制品的总体分布位置不同，酱卤肉类亚硝酸盐含量较少。

若较小例数 n_1 或 n_2-n_1 超出附表 5 的 T 界值，可用正态近似法做 Z 检验。公式为：

$$Z=\frac{|T-n_1(N+1)/2|-0.5}{\sqrt{n_1n_2(N+1)/12}} \tag{5-16}$$

本章小结

1. 假设检验是统计推断的重要内容。计量资料假设检验的目的是通过两个或多组样本均数比较的检验结果判断有无统计学意义，从而推断其总体均数间是否不同。计量资料常用的参数检验有两个样本均数比较的 t 检验、Z 检验和多个样本均数比较的方差分析。

现将假设检验的一般步骤总结如下：

（1）建立检验假设，确定检验水准。

（2）选定检验方法，计算检验统计量。

（3）确定 P 值，做出统计推断。

2. 应用 t 检验和 Z 检验时，选择不同的检验方法时要注意以下几个问题。

（1）明确资料属于何种研究设计类型，本章介绍了 3 种设计类型：①样本均数与已知总体均数比较；② 配对设计的比较；③ 完全随机设计的两样本均数比较。

（2）进行假设检验之前，根据专业知识选择单侧检验或双侧检验。

（3）完全随机设计的两小样本均数比较时还要求两总体方差相等。

（4）Z 检验只能用于两个大样本均数的比较，而不能用于小样本。

3. 多个样本均数的比较需要用方差分析的方法，方差分析的基本思想就是将总变异分解成两个或多个部分。除随机误差外，其余每个部分的变异可以由某因素的作用来解释，通过比较可能为某因素所致的变异与随机误差的均方，由 F 检验做出统计推断，从而了解该因素有无作用。方差分析的适用条件要满足正态性、独立性、等方差性。

完全随机设计的单因素方差分析只涉及一个研究因素，目的是推断各总体均数是否不同；其总变异可以分解为组间变异和组内变异两个部分，即 $SS_{总}=SS_{组间}+SS_{组内}$，总自由度也分解为组间自由度和组内自由度。若方差分析发现总的来说各总体均数有差别，必要时应该进一步做两两比较，如 q 检验。

4. 秩和检验是一种适用范围广的非参数统计检验方法，它对总体的分布不作要求。在实际工作中当遇到严重偏态或总体分布不明的资料、数据难以准确测量的资料，或等级资料时都可以考虑选用秩和检验。

如果资料符合参数检验的应用条件，那么首选的检验方法应该是参数检验。而如果资料明显不适合做参数检验，或者不清楚它是否符合参数检验的应用条件时，不要贸然应用参数检验方法，可以考虑选择秩和检验。

5. 计量资料的假设检验结果的表达汇总于表 5-12，除方差分析外，其他检验以双侧检验为例。

表 5-12　统计量与 P 值的关系及统计结论

统计量	P 值	统计结论
***t* 检验**		
$t<t_{0.05/2,\nu}$	>0.05	不拒绝 H_0，差别无统计学意义，推断总体均数无不同
$t\geqslant t_{0.05/2,\nu}$	$\leqslant0.05$	拒绝 H_0，接受 H_1，差别有统计学意义，推断总体均数不同
***Z* 检验**		
$Z<1.96$	>0.05	不拒绝 H_0，差别无统计学意义，推断总体均数无不同
$Z\geqslant1.96$	$\leqslant0.05$	拒绝 H_0，接受 H_1，差别有统计学意义，推断总体均数不同
方差分析		
$F<F_{0.05(\nu_{组间},\nu_{组内})}$	>0.05	不拒绝 H_0，差别无统计学意义，推断总体均数无不同
$F\geqslant F_{0.05(\nu_{组间},\nu_{组内})}$	$\leqslant0.05$	拒绝 H_0，接受 H_1，差别有统计学意义，推断总体均数不全相同
秩和检验		
配对 T 值（最小秩和）	若 T 值落在 T 界值范围内，$P>0.05$，差别无统计学意义，推断总体结果无不同 T 值落在 T 界值范围外，$P<0.05$，差别有统计学意义，推断总体结果不同	
成组 T 值（较小组秩和）	若 T 值落在 T 界值范围内，$P>0.05$，差别无统计学意义，推断总体分布无不同 T 值落在 T 界值范围外，$P<0.05$，差别有统计学意义，推断总体分布不同	

6. 为使自学统计的读者较好理解统计假设检验结果，以上表中的参数检验为例归纳

两个规律：①统计量的结果（如 t 值）与 P 值结果是相反的。②若不拒绝 H_0，统计结论与无效假设 H_0 相同；若拒绝 H_0，则统计结论与备择假设 H_1 相同。

习题

在线答题

一、名词解释

1. 检验水准
2. 参数检验

二、简答题

1. t 检验和 Z 检验的适用条件有何不同？
2. 怎样正确使用单侧检验与双侧检验？
3. 请简述方差分析的基本思想。
4. 请说明秩和检验的适用条件。
5. 非参数检验与参数检验的区别是什么？

三、单项选择题

1. 下列关于假设检验的描述，正确的是
   A. 假设检验的结果是确切无误的，因此不可能有错误出现
   B. 两样本均数比较，若 $P<0.05$ 则可认为两样本均数实际差别很大
   C. t 检验适用于各种类型的计量资料，不需要满足方差齐性等条件
   D. 检验结果 $P<0.05$ 的结论，表示差别有统计学意义，但并不一定专业上有意义
2. 完全随机设计的两样本均数比较，其无效假设可以是
   A. $\mu=0$　　B. $\bar{X}_1=\bar{X}_2$
   C. $\mu_1\neq\mu_2$　　D. $\mu_1=\mu_2$
3. 比较两种药物疗效时，对于下列已知情况可做单侧检验的是
   A. 已知 A 药与 B 药均有效　　B. 不知 A 药好还是 B 药好
   C. 已知 A 药不会优于 B 药　　D. 不知 A 药与 B 药是否均有效

4. 某地抽样调查了部分健康成人的血红蛋白含量（g/L），结果如表 5-13，表中的标准差 7.1 g/L 与 10.2 g/L 反映的是

表 5-13　部分健康成人的血红蛋白含量（g/L）

性别	均数	标准差	性别	均数	标准差
男	134.5	7.1	女	117.6	10.2

   A. 个体变异　　B. 均数的抽样误差
   C. 平均数　　D. 总体均数不同

5. 当双侧假设检验，计算得 $t=t_{0.05/2,\nu}$ 时，结论为
   A. $P>0.05$，接受 H_0，差别无统计学意义
   B. $P<0.05$，拒绝 H_0，差别有统计学意义
   C. $P=0.05$，拒绝 H_0，差别有统计学意义

D. $P=0.05$，接受 H_0，差别无统计学意义

6. 已知双侧 $t_{0.05/2,18}=2.101$，若检验结果 $t=2.82$，则可以认为

A. $P>0.05$　　B. $P>0.01$

C. $P<0.05$　　D. $P<0.01$

7. 完全随机设计的两样本均数 t 检验时，不仅要求数据来自正态分布总体，而且要求

A. 两组数据均数相近，方差齐　　B. 两组数据的总体均数已知

C. 两组数据均数相近　　D. 两组数据的总体方差齐性

8. 两个大样本均数比较的 Z 检验（$\alpha=0.05$ 的双侧检验），统计量 $|Z|=2.26$，则统计结论是

A. $P<0.05$　　B. $P<0.01$

C. $P>0.05$　　D. $P=0.05$

9. 12 名妇女分别用两种测量肺活量的仪器测最大呼气率（L/min），比较两种方法检测结果有无不同，可进行

A. 完全随机设计 Z 检验　　B. 完全随机设计 t 检验

C. 配对设计 Z 检验　　D. 配对设计 t 检验

10. 为调查我国城市女婴出生体重：北方 $n_1=5385$ 人，均数为 3.08 kg，标准差为 0.53 kg；南方 $n_2=4896$ 人，均数为 3.10 kg，标准差为 0.34 kg，经统计学检验，$P=0.0034<0.01$，这意味着

A. 南方和北方女婴出生体重的差别无统计学意义

B. 南方和北方女婴出生体重没有可比性

C. 由于 P 值很小，南方和北方女婴出生体重有很大差别

D. 南方和北方女婴出生体重差别有统计学上的意义但无实际意义

11. 来自正态总体且方差齐性的多个样本均数比较时，通常选择的统计方法是

A. Z 检验　　B. t 检验

C. 秩和检验　　D. 方差分析

12. 完全随机设计方差分析中从总变异 $SS_{总}$ 中分出组间变异 $SS_{组间}$ 和组内变异 $SS_{组内}$ 是指

A. 从总均方中分出组间均方和组内均方

B. 从总离均差平方和中分出各组的离均差平方和

C. 从总离均差平方和中分出组间离均差平方和与组内离均差平方和

D. 从总离均差平方和中分出组间与组内的方差

13. 方差分析中，当 $F>F_{0.05(\nu_1,\nu_2)}$，$P<0.05$ 时，结果

A. 可认为各样本均数都不相等

B. 可认为各总体均数不全相等

C. 可认为各总体均数都不相等

D. 可认为各样本均数不全相等

14. 完全随机设计的方差分析中，$\nu_{总}$ 一定等于

A. $\nu_{组间}+\nu_{组内}$　　B. $\nu_{组间}-\nu_{组内}$

C. $\nu_{组间}\times\nu_{组内}$　　D. $\nu_{组间}\div\nu_{组内}$

15. 完全随机设计的单因素方差分析的无效假设是

A. $S_1^2=S_1^2=\cdots\cdots=S_k^2$　　B. $\mu_1=\mu_2=\cdots\cdots=\mu_k$

C. $\sigma_1^2=\sigma_2^2=\cdots\cdots=\sigma_k^2$　　D. $\bar{X}_1=\bar{X}_2=\cdots\cdots=\bar{X}_k$

16. 下列统计方法中**不属于**参数检验的是

A. 配对 t 检验　　B. 单因素方差分析

C. 符号秩和检验　　D. 成组 t 检验

17. 小样本的配对计量资料，差值不服从正态分布，应选用

A. 配对 t 检验　　B. 符号秩和检验

C. 两样本比较的秩和检验　　D. 单因素方差分析

18. 配对资料的符号秩和检验，无效假设是

A. 两种处理的总体分布不同　　B. 差值的总体中位数为零

C. 差值的总体均数为零　　D. 差值的总体中位数不为零

19. 完全随机设计的两样本比较的 Wilcoxon 秩和检验，备择假设是

A. 两个样本的总体均数相同　　B. 两个样本的总体分布相同

C. 两个样本的总体均数不同　　D. 两个样本的总体分布不同

20. 两个小样本计量资料的比较，首先应考虑

A. 用 t 检验

B. 用秩和检验

C. 资料符合 t 检验还是符合秩和检验

D. P 值较小的检验

21. 秩和检验与 t 检验比较，其主要优点是

A. 检验效率较高　　B. 容易得出 $P<\alpha$ 的结论

C. 不受分布类型限制　　D. 不容易犯统计错误

四、计算分析题

1. 研究显示，汉族正常成年男性环指长度的均数为 10.1 cm。某医生记录了某地区 10 名回族正常男性的环指长度（cm），资料如下：10.0、10.3、10.5、10.0、9.9、10.2、9.5、10.3、10.2、10.4。该地区回族正常成年男性环指平均长度是否与一般汉族成年男性不同？

2. 将 10 名某病患者用某药治疗，测得治疗前、后的红细胞沉降率（mm/h）如表 5-14，试问经该药治疗后红细胞沉降率较治疗前是否有所降低？

表 5-14　10 名患者用某药治疗前、后的红细胞沉降率（mm/h）

患者号	1	2	3	4	5	6	7	8	9	10
治疗前	10	13	6	11	10	7	8	8	5	9
治疗后	6	9	3	10	10	4	2	5	3	3

3. 某研究测得 20 例慢性支气管炎患者（X_1）及 18 例健康人（X_2）的尿 17- 酮类固醇排出量（mg/dl）如下。若数据服从正态分布，经方差齐性检验后认为两总体方差相等。试比较两组的尿 17- 酮类固醇排出量总体均数有无不同？

X_1：3.14 5.83 7.35 4.62 4.05 5.08 4.98 4.22 4.35 2.35 2.89 2.16 5.55 5.94
4.40 5.35 3.80 4.12 4.10 4.20

X_2：4.12 7.89 3.40 6.36 3.48 6.74 4.67 7.38 4.95 4.20 5.34 4.27 6.54 4.62
5.92 5.18 5.30 5.40

4. 某研究者为了解春、夏、秋、冬 4 个季节湖水的氯化物平均含量有无不同，分别测定了某湖水 4 个季节的氯化物含量（mmg/L），并将方差分析的计算结果列于表 5-15。

（1）表中的总变异自由度 $\nu_{总}$=31，指出该样本总例数。

（2）该题是几个样本均数的比较，每个样本各有多少样品数？

（3）算出表中的组内自由度 $\nu_{组内}$、F 值。

（4）该方差分析结果有无统计学意义？对表中的 P 值给出统计学结论。

表 5-15 方差分析结果

变异来源	SS	ν	MS	F	P
总	281.635	31			
组间	141.17	3	47.057	（ ）	<0.05
组内	140.465	（ ）	5.017		

5. 某研究者欲比较冠心病患者与健康人血清中锌含量（μmol/L）的均数是否不同，测得 10 例冠心病患者血清中锌含量的均数为 20.16 μmol/L，标准差为 4.52 μmol/L；15 例健康人血清中锌含量的均数为 15.73 μmol/L，标准差为 3.04 μmol/L。假定数据满足正态性、方差齐性的条件。

（1）该研究属于何种设计类型？应该采用何种统计方法？

（2）直接用题中的标准差代入公式做假设检验，还是应该计算标准误代入检验公式？

（3）统计检验得到了 $P<0.05$，如何解释这个统计结果？

6. 随机抽取 10 名正常成年男性志愿者的血清，分别用 A、B 两法测量甲胎蛋白的含量（μg/L），结果如表 5-16 所示。若两法所测指标的总体分布未知，问两种方法测量结果有无不同？

表 5-16 A、B 两法测量正常成年男性甲胎蛋白的含量（μg/L）的结果

编号	A 法	B 法	差值（A–B）	正秩次	负秩次
1	15	16	–1		1
2	14	12	2	2.5	
3	9	5	4	4	
4	17	19	–2		2.5
5	20	15	5	5	
6	10	16	–6		6
7	22	9	13	8	
8	15	15	0	—	—
9	3	10	–7		7
10	13	46	–33		9

7. 从某地随机抽取 10 名铅作业工人和 10 名非铅作业工人，测量他们的血铅（μmol/L）水平见表 5-17，欲了解两组血铅的总体分布有无不同。从专业角度，血铅的总体分布未知，对于不服从正态分布的两样本数据比较应该选用成组比较的秩和检验。本例较小例数 $n_1= n_2=10$，$n_2-n_1=0$，已知秩和检验的 T 界值表（附表 5）中对应的双侧 $\alpha=0.05$ 界值范围是 78 ~ 132。请将本例完成。

（1）写出秩和检验的无效假设及备择假设、检验水准。

（2）对表 5-17 中数据编秩次、求两组秩和、确定统计量 T 值。

（3）与上述 T 界值范围比较，做出统计结论。

表 5-17　铅作业与非铅作业 20 名工人的血铅值（μmol/L）

铅作业组	0.96	0.97	1.35	0.89	1.87	1.56	1.34	1.22	1.38	1.45
非铅作业组	0.34	0.22	0.25	0.54	0.29	0.56	0.45	0.76	0.87	1.10

（何平平　易伟宁）

第六章　分类资料的假设检验

第六章数字资源

◎ **案例 6-1**

某社区医生为比较中老年女性的低盐膳食知晓率有无不同，在某社区随机抽取了中年（50～59 岁）女性 80 名，老年（60～70 岁）女性 76 名。经问卷调查中年女性有 76 名知晓低盐膳食，知晓率为 95.0%；老年女性有 70 名知晓低盐膳食，知晓率为 92.1%。

请回答：

1. 该资料属于成组设计，还是配对设计？请将资料整理成四格表形式。
2. 回答中年、老年女性的低盐膳食知晓率有无不同，应该用何种假设检验方法？
3. 假设检验是否需要用校正公式？为什么？
4. 若本例 χ^2=0.169，按 α=0.05 水准，则 P 值是多少？做出统计推断。

本章导读

本章共有 4 节内容。第一节至第三节的 χ^2 检验（卡方检验）是本章核心内容，也是本教材无序分类资料（计数资料）假设检验方法的重点内容。第一节和第三节重点难点是成组资料四格表 χ^2 检验与配对资料四格表 χ^2 检验的研究设计不同、数据整理成四格表的形式不同、四格表 χ^2 专用公式不同、四格表 χ^2 校正条件不同、专用校正公式不同、无效假设和备择假设中表示总体参数的符号不同；检验结果 χ^2 值和 P 值的关系，以及正确的统计结论表述。重点还有无论成组资料还是配对资料四格表 χ^2 检验的专用公式分子、分母的含义；最小理论数的计算；选用校正的条件及专用校正公式；它们的自由度 ν 都是 1，即当 ν=1、P =0.05 时，χ^2=3.84，符号为 $\chi^2_{0.05,1}$=3.84。

第二节是对多于二分类的无序分类资料做 χ^2 检验，重点难点是行 × 列表的含义，识别行 × 列表的实际资料是多个样本率的比较还是构成比资料的比较，以及检验假设中无效假设与备择假设的含义。难点是对 3 个注意事项的理解。

第四节是对有序分类资料做秩和检验，重点是区别等级资料与无序多分类资料各用何种统计检验方法。其难点同第五章中的计量资料的秩和检验，尽量将表 6-6 的例子看懂，理解等级资料的秩转换。

本章带星号（*）的内容不作为考核要求。

分类资料常用的统计指标是相对数，对相对数的假设检验方法不同于计量资料。χ^2 检验（Pearson chi-square test。χ^2 是希腊字母，中文读“卡方”）是常用的分类资料的假设检验方法。χ^2 检验（卡方检验）被广泛用于分类资料的两个或多个样本率的比较，也可用于两组或多组样本构成比的比较。根据分类资料的特点，本章主要介绍的是无序分类资料（或称计数资料）的比较，如成组设计四格表资料的 χ^2 检验、多个样本率（或构成比）的 χ^2 检验、配对设计四格表资料的 χ^2 检验，以及两个样本等级资料（或称单向有序分类资料）比较的秩和检验。

第一节　成组设计四格表资料的 χ^2 检验

一、成组设计的四格表资料（2×2 列联表）

例 6-1　某研究者采用横断面调查的方法，在某地随机抽取在校小学生 500 人，男、女学生各 250 人，询问其近 1 个月是否饮用过含糖饮料，调查结果见表 6-1。试问男、女小学生近 1 个月含糖饮料饮用率是否不同？应该对这个资料做何种分析？

将例 6-1 的调查结果整理为表 6-1 的四格表形式，用成组设计的 χ^2 检验来回答男生和女生的含糖饮料饮用率有无不同。

表 6-1　某地男、女小学生含糖饮料饮用情况

组别	近 1 个月是否饮用含糖饮料		合计	饮用率（%）
	是	否		
男生	177（169.5）a	73（80.5）b	250（$a+b$）	70.8
女生	162（169.5）c	88（80.5）d	250（$c+d$）	64.8
合计	339（$a+c$）	161（$b+d$）	500（n）	67.8

本例是一个成组设计的两个样本率比较的资料。表 6-1 的行变量是两个独立样本的分组，称为组别变量；列变量是近 1 个月是否饮用含糖饮料的两分类数据，称为结局变量；两个变量交叉为 2 行 2 列的表格，称为四格表资料。形成四格表的基本数据称为观察频数（observed frequency），简称实际数，记为 O。由于是两个独立样本的饮用率比较，称之为成组设计资料。

二、χ^2 检验的基本思想

要回答例 6-1 的问题，像做任何假设检验一样，首先建立无效假设 H_0，即假设两总体发生率相等（或两个总体的构成比相同），均等于合计的含糖饮料饮用率 67.8%（即 339/500）。根据这种假设可以计算表 6-1 中 4 个观察值对应的期望频数（expected frequency），又称理论数，记为 E。例如，根据上述假设，计算得到男生近 1 个月饮用含糖饮料的理论数 $E_{11}=250\times(339/500)=169.5$，女生近 1 个月饮用含糖饮料的理论数

E_{21}=250×（339/500）=169.5，见表 6-1 括号中数据。将此计算用符号表示，如公式（6-1）。

$$E_{RC}=\frac{n_R n_C}{n} \tag{6-1}$$

式中 E_{RC} 表示第 R 行（row）第 C 列（column）的理论数，n_R 为相应行的合计，n_C 为相应列的合计，n 为总合计。如 E_{11} 为表 6-1 中第 1 行第 1 列的理论数，E_{21} 为第 2 行第 1 列的理论数。按公式（6-1）还可以计算得到表 6-1 括号中的 E_{12}=80.5 和 E_{22}=80.5。

从理论上讲，四格表中的 4 个实际数与对应的理论数越接近，无效假设 H_0 成立的可能性越大。如何确定实际数与理论数接近的程度，可以做 χ^2 检验，计算 χ^2 统计量（卡方统计量，或称卡方值）。χ^2 检验的基本公式为：

$$\boxed{\chi^2=\sum\frac{(O-E)^2}{E}} \tag{6-2}$$

式（6-2）中的 χ^2 值反映了实际数与理论数吻合的程度（或差别的程度）。实际数与理论数的吻合程度越好，即两者差别越小，χ^2 值越小。如果无效假设成立，则实际数与理论数之差一般不会很大，出现大的 χ^2 值的概率 P 是很小的。若 $P\leqslant\alpha$（检验水准），我们就怀疑假设的成立，因而拒绝它；若 $P>\alpha$，则尚无理由拒绝它。

另外，χ^2 值的大小，除与 O 和 E 的差值有关外，还取决于格子数（严格地说是自由度）的多少。因为各格的 $(O-E)^2/E$ 都是正值，故格子数越多 χ^2 值就越大。所以考虑 χ^2 值大小的意义时要同时考虑自由度。相应自由度 χ^2 与 P 值的关系可查附表 6（χ^2 界值表）。例如当 ν=1 时，查附表 6 可以看出 χ^2 值越大，P 值越小。

自由度可由下式（6-3）求得。

$$\boxed{\nu=(\text{行数}-1)(\text{列数}-1)} \tag{6-3}$$

四格表资料由 2 行 2 列组成，故 ν=（2−1）（2−1）=1。

例如，从附表 6（χ^2 界值表）中查到当 ν=1 时，P=0.05，则 χ^2 界值为 3.84，即 $\chi^2_{0.05,1}$=3.84；当 ν=1 时，P=0.01，则 χ^2 界值为 6.63，即 $\chi^2_{0.01,1}$=6.63。

三、χ^2 检验的基本步骤

1. 建立检验假设

H_0：男生和女生的含糖饮料饮用率相等，即 $\pi_1=\pi_2$

H_1：男生和女生的含糖饮料饮用率不等，即 $\pi_1\neq\pi_2$

检验水准 α=0.05

2. 计算 χ^2 统计量

按式（6-1）求理论数

$$E_{11}=\frac{250\times339}{500}=169.5$$

则 E_{12}=250−169.5=80.5，E_{21}=339−169.5=169.5，E_{22}=250−169.5=80.5。

按基本公式（6-2）求 χ^2 值。

$$\chi^2=\frac{(177-169.5)^2}{169.5}+\frac{(73-80.5)^2}{80.5}+\frac{(162-169.5)^2}{169.5}+\frac{(88-80.5)^2}{80.5}=2.06$$

为省去计算理论数的过程，四格表资料也可以按专用公式（6-4）求 χ^2 值：

$$\chi^2=\frac{(ad-bc)^2n}{(a+b)(c+d)(a+c)(b+d)} \tag{6-4}$$

式中 a、b、c、d 分别为四格表的 4 个实际数，n 为总例数。将本例数据带入式中：

$$\chi^2=\frac{(177\times88-73\times162)^2\times500}{(250\times250\times339\times161)}=2.06$$

上述两个公式计算结果相同。

3. 确定 P 值，并做出统计推论

查附表 6，$\nu=(2-1)(2-1)=1$，$\chi^2_{0.05}=3.84$，本例 $\chi^2=2.06<3.84$，故 $P>0.05$，按 $\alpha=0.05$ 水准，不拒绝 H_0，两样本率的差别无统计学意义，尚不能认为该地的男生和女生近 1 个月含糖饮料饮用率不同。

注：假设检验是通过检验两个样本率 p_1 和 p_2 的差别，推断两个总体率 π_1 和 π_2 是否不同。所以，无效假设 H_0 和备择假设 H_1 都是针对总体率 π_1 和 π_2 做的假设，统计推论也是针对总体而言。

四、四格表 χ^2 值的校正和 χ^2 检验的条件

1. χ^2 值的校正　χ^2 值的分布原本是一种连续性分布，χ^2 界值表是根据这种连续性理论分布计算出来的。本章用于 χ^2 检验的原始数据属于分类资料，是不连续的，由此计算的 χ^2 值也是不连续的。特别是自由度 ν 为 1 的四格表资料，如果表格中所有理论数均大于 5，则认为逼近 χ^2 分布；如果表格中有小于 5 的理论数，则需要对 χ^2 值做 Yate 连续性校正（Yate correction for continuity），校正后的 χ^2 检验可得到更合理的 P 值。四格表 χ^2 检验的 Yate 校正公式为：

$$\chi^2=\sum\frac{(|O-E|-0.5)^2}{E} \tag{6-5}$$

$$\chi^2=\frac{\left(|ad-bc|-\frac{n}{2}\right)^2n}{(a+b)(c+d)(a+c)(b+d)} \tag{6-6}$$

2. 四格表 χ^2 检验的条件

（1）当 $n\geqslant40$，且所有 $E\geqslant5$ 时，用基本 χ^2 公式或四格表专用 χ^2 公式；若 $P\approx\alpha$，最好用确切概率法（见有关参考书）。

（2）当 $n\geqslant40$，但有 $1<E<5$ 时，需要用四格表校正 χ^2 公式，或用确切概率法。

（3）若 $n<40$，或 $E\leqslant1$ 时，需要用确切概率法。

实际应用中，通常先计算四格表中最小的理论数 E 值，也就是计算最小行合计与最小列合计对应的那一格子的 E 值，以确定是否需要采用校正公式。

例 6-2　某食品检验所对来自同一屠宰场的甲、乙两个肉食零售点的猪肉，检测其表

层沙门菌带菌情况，资料见表 6-2。问甲、乙两零售点的猪肉带菌率有无不同？

表 6-2　比较甲、乙两个零售点猪肉表层沙门菌带菌率

零售点	阳性例数	阴性例数	合计	带菌率（%）
甲	2	26	28	7.14
乙	5（2.33）	9	14	35.71
合计	7	35	42	16.67

这是一个成组设计的四格表资料，做 χ^2 检验前首先求最小理论数，分别找到表 6-2 中的最小行合计 14、最小列合计 7，代入计算理论数的公式：

$$E_{21}=\frac{14\times7}{42}=2.33$$

故表 6-2 的第 2 行第 1 列的最小理论数是 2.33，由于本例最小的理论数 E_{21} 小于 5，应选用校正公式。

1. 建立检验假设

H_0：两个零售点猪肉表层沙门菌带菌率相同，即 $\pi_1=\pi_2$

H_1：两个零售点猪肉表层沙门菌带菌率不同，即 $\pi_1\neq\pi_2$

检验水准 $\alpha=0.05$

2. 计算 χ^2 值

按专用校正公式（6-6）求 χ^2 值。

$$\chi^2=\frac{(|2\times9-26\times5|-42/2)^2\times42}{28\times14\times7\times35}=3.62$$

3. 确定 P 值，做出统计推论

查附表 6，$\nu=(2-1)(2-1)=1$，$\chi^2_{0.05}=3.84$，本例 $\chi^2=3.62<3.84$，故 $P>0.05$，按 $\alpha=0.05$ 水准不拒绝 H_0，两样本率的差别无统计学意义，尚不能认为两个零售点猪肉表层沙门菌带菌率不同。

注意：本例若不对 χ^2 值进行校正，则 $\chi^2=5.49>3.84$，$P<0.05$，据此将得出相反的结论。

第二节　多个样本率（或构成比）比较的 χ^2 检验

当列联表多于 2 行（$R>2$）或 2 列（$C>2$）时，习惯上称为行 × 列表（也称 $R\times C$ 列联表），四格表是行 × 列表的特例。行 × 列表 χ^2 检验的计算可用基本公式（6-2），也可用行 × 列表专用公式（6-7），两个公式完全等价。

$$\chi^2=n\left(\sum\frac{O^2}{n_Rn_C}-1\right)\qquad(6\text{-}7)$$

式中符号的意义仍同式（6-1）及式（6-2）。

一、多个独立样本率的比较

例 6-3 某社区调查不同年龄组老年人补充钙剂的情况，结果见表 6-3。试问 3 个年龄组老年人的钙剂服用率有无不同？

表 6-3 某社区 3 个年龄组老年人钙剂服用率比较

年龄组（岁）	钙剂		合计	服用率（%）
	服用	未服用		
50 ~	42	88	130	32.3
60 ~	60	67	127	47.2
≥70	50	37	87	57.5
合计	152	192	344	44.2

表 6-3 数据是 3 个独立样本的二分类资料，年龄组为行变量（分组变量），是否服用钙剂为列变量（结局变量），整理成 3 × 2 列联表。

1. 建立检验假设

H_0：3 个年龄组老年人的钙剂服用率相同，即 $\pi_1=\pi_2=\pi_3$

H_1：3 个年龄组老年人的钙剂服用率不全相同

检验水准 $\alpha=0.05$

2. 计算 χ^2 值

按式（6-7）计算。

$$\chi^2=344\times\left(\frac{42^2}{130\times152}+\frac{88^2}{130\times192}+\frac{60^2}{127\times152}+\frac{67^2}{127\times192}+\frac{50^2}{87\times152}+\frac{37^2}{87\times192}-1\right)=14.145$$

3. 确定 P 值，做出统计推论

查附表 6，$\nu=(3-1)(2-1)=2$，$\chi^2_{0.05}=5.99$，本例 $\chi^2=14.145>5.99$，故 $P<0.05$，按 $\alpha=0.05$ 水准拒绝 H_0，接受 H_1，3 个样本率的差别有统计学意义，故认为 3 个年龄组老年人的钙剂服用率不全相同，有年龄差异。

注意：备择假设“不全相同”的含义是认为 3 个总体率之间总的来说不全相同，但不能说明它们彼此之间都不同，所以不能写成“全不相同”。

二、两个独立样本构成比的比较

例 6-4 某人欲了解家庭收入和买菜地点的关系，调查了不同收入家庭买菜地点情况，调查结果计算构成比见表 6-4。试比较低收入和高收入家庭买菜地点的选择有无不同？

表 6-4 比较不同收入的家庭买菜地点的频数分布

家庭收入	调查家庭数	主要买菜地点（%）		
		超市	菜场	流动摊贩
低收入	78	5（6.4）	52（66.7）	21（26.9）
高收入	67	11（16.4）	44（65.7）	12（17.9）
合计	145	16（11.0）	96（66.2）	33（22.8）

表 6-4 的数据是两个独立样本的构成比（或频数分布）资料，行变量是家庭收入分组，列变量是选择不同买菜地点的家庭数，整理成 2 × 3 列联表。

1. 建立检验假设

H_0：不同收入家庭主要买菜地点的构成比相同

H_1：不同收入家庭主要买菜地点的构成比不同

检验水准 $\alpha=0.05$

2. 计算 χ^2 值

按式（6-7）计算。

$$\chi^2=145\times\left(\frac{5^2}{78\times16}+\frac{52^2}{78\times96}+\frac{21^2}{78\times33}+\frac{11^2}{67\times16}+\frac{44^2}{67\times96}+\frac{12^2}{67\times33}-1\right)=4.563$$

3. 确定 P 值，做出统计推论

查附表 6，$\nu=(2-1)(3-1)=2$，$\chi^2_{0.05}=5.99$，本例 $\chi^2=4.56<5.99$，故 $P>0.05$，按 $\alpha=0.05$ 水准不拒绝 H_0，两个样本构成比的差别无统计学意义，故尚未发现家庭收入对买菜地点的选择有影响。

三、行 × 列表 χ^2 检验的注意事项 *

1. 行 × 列表 χ^2 检验对理论频数有要求。一般认为不宜有 1/5 以上格子数的理论数小于 5，或有 1 个格子的理论数小于 1，否则将导致分析的偏性。若理论数太小可采取下列方法处理：①增加样本含量以增大理论频数；②删去上述理论数太小的行和列；③将太小理论数所在的行或列与性质相近的邻行或邻列中的实际数合并，使重新计算的理论数增大。由于后两种方法会损失信息、损害样本随机性，且不同的合并方式有可能影响推断结论，故不宜作为常规方法。

2. 多个样本率比较的 χ^2 检验，若结论是拒绝无效假设，只能认为各总体率之间总的来说不全相同，但不能说明它们彼此之间都不同，或某两者之间有差别。

3. 关于单向有序资料（等级资料）的统计处理。例如：将某病患者随机分为两组，其中一组用 A 药，另一组用 B 药治疗，疗效按强弱分为治愈、好转、无效、恶化 4 个有序等级，在比较 A、B 两药疗效有无不同时，宜用秩和检验（见本章第四节）来说明两组是否有等级上的不同。χ^2 检验只能说明各处理组间效应在构成比上有无不同，而不适用于检验效应大小在数量上的差别。

第三节　配对设计四格表资料的 χ^2 检验

如果同一样本或配对资料接受两种处理，每种处理结果都是二分类变量，资料整理成表 6-5 的形式，这种设计类型的资料称为配对四格表资料。对于配对四格表资料，欲检验两种处理结果是否不同，可以用配对四格表资料的专用公式，现举例说明。

例 6-5　为比较两种实验方法是否不同，某实验室将 75 份受大肠埃希菌污染的乳制品依相同的实验条件分别用甲法（乳胶凝聚法）和乙法（常规培养法）做细菌培养，并将培养结果整理成表 6-5 的形式。试问这是何种设计类型的资料？研究者用什么统计方法可以检验出两种实验的细菌培养效果有无不同？

表 6-5　两种方法的细菌培养结果比较

甲法	乙法		合计
	+	−	
+	37（a）	2（b）	39
−	9（c）	27（d）	36
合计	46	29	75

本例资料属于配对设计的四格表资料，其研究目的是检验两种处理方法的总体阳性率 π_A 与 π_B 是否有差别，而两种处理的样本阳性率及其差值分别为 $p_A=(a+b)/n$、$p_B=(a+c)/n$、$p_A-p_B=(b-c)/n$。可见，两样本阳性率差值 p_A-p_B 的大小完全是由 b 与 c 决定，此时配对四格表资料的 χ^2 检验公式可以简化为：

$$\chi^2=\frac{(b-c)^2}{b+c},\ \nu=1 \tag{6-8}$$

当 $b+c\leqslant 40$ 时，需要做连续性校正，χ^2 校正公式为：

$$\chi^2=\frac{(|b-c|-1)^2}{b+c},\ \nu=1 \tag{6-9}$$

上述公式是假设 $b=c$ 的条件下，公式（6-2）和公式（6-5）的特例。配对 χ^2 检验又称 McNemer 检验。

本例可以用配对 χ^2 检验比较两种实验方法的细菌培养结果有无不同。

1. 建立检验假设

H_0：两种方法的细菌培养结果相同，即 $B=C$

H_1：两种方法的细菌培养结果不同，即 $B\neq C$

检验水准 $\alpha=0.05$

2. 计算 χ^2 值

本例 $b+c=2+9=11<40$，用校正公式（6-9）计算 χ^2 值。

$$\chi^2=\frac{(|2-9|-1)^2}{2+9}=3.27$$

3. 确定 P 值，做出统计推论

查 χ^2 界值表，当自由度 $\nu=1$，$\chi^2_{0.05,1}=3.84$。本例 $\chi^2=3.27<3.84$，故 $P>0.05$，按 $\alpha=0.05$ 水准不拒绝 H_0，两种方法对该样品细菌培养结果的差别无统计学意义，故还不能认为甲法和乙法对乳制品的细菌培养结果有不同。

注：

（1）配对设计的四格表中 4 个格子 a、b、c、d 的数字是对子数，与成组设计四格表中 4 个格子中的数字含义不同。如例 6-5 中的 75 份样品分别用甲、乙两种方法做细菌培养，每份样品甲、乙方法同时做出两个结果，即甲方法 75 个结果、乙方法 75 个结果，按对子数计算实际是 75 对结果。因为是配对设计，将两个方法的培养结果整理成四格表有 4 种情况，即甲（+）乙（+）37 对、甲（+）乙（-）2 对、甲（-）乙（+）9 对、甲（-）乙（-）27 对，总对子数是 75。因为要比较两种方法的培养结果是否不同，对于相同结果的对子数就不放在 χ^2 公式了，只对不同的结果做检验，所以把表 6-5 中的 b、c 两个格子的数据代入式（6-9）即可。

（2）检验假设中大写 B、C 符号是表 6-5 中 b、c 两个格子样本数的总体参数，像其他检验一样均是对总体做假设。

第四节　等级资料的秩和检验

此处所讲的等级资料是指行 × 列表中的分组变量的取值是二分类或无序多分类，而结局变量的取值是有序的（或称等级资料），因此也称单向有序分类资料。例如，不吸烟者和吸烟者可以按经济收入从低到高划分 5 个等级，资料中的吸烟与否是一个二值分类的分组变量，结局变量是按 5 个等级分类的经济收入。这种资料可以整理成表 6-6 的形式，检验目的是比较不吸烟与吸烟两个人群的经济收入在等级上是否不同。等级资料秩和检验的原理及特点与第五章计量资料的秩和检验一样。

例 6-6　在一项肺癌研究的课题中，研究者想知道不吸烟与吸烟两个人群的经济收入是否不同。研究者分别调查了 55 岁以上男性不吸烟者 150 人、吸烟者 122 人，并将他们的收入从低到高划分为 5 个等级。表 6-6 中第（1）~（4）栏为资料整理后的结果。

表 6-6　272 例男性不吸烟与吸烟的经济收入情况

收入等级	人数		合计	秩次范围	平均秩次	秩和 T_1	秩和 T_2
	不吸烟	吸烟					
（1）	（2）	（3）	（4）	（5）	（6）	（7）=（2）×（6）	（8）=（3）×（6）
1	21	16	37	1 ~ 37	19.0	399.0	304.0
2	59	51	110	38 ~ 147	92.5	5457.5	4717.5
3	27	24	51	148 ~ 198	173.0	4671.0	4152.0
4	29	24	53	199 ~ 251	225.0	6525.0	5400.0
5	14	7	21	252 ~ 272	262.0	3668.0	1834.0
合计	150	122	272	—	—	$\sum T_1$=20720.5	$\sum T_2$=16407.5

检验步骤如下。*

1. 建立检验假设

H_0：两组人群中经济收入的总体分布位置相同

H_1：两组人群中经济收入的总体分布位置不同

检验水准 $\alpha=0.05$

2. 编秩

用各等级的合计值排序确定秩次范围，如表6-6第（5）栏所示，不吸烟组与吸烟组中共有37人的收入属于第1等级，他们的秩次范围是1～37。同理，经济收入属于第2等级的秩次范围是38～147，以此类推。再对第（5）栏秩次范围的上、下限求和取平均值得各等级的平均秩次，如第（6）栏所示，收入等级为1的组的平均秩次为$\frac{1+37}{2}=19$。

3. 求秩和并确定检验统计量

分别用第（2）和第（3）栏各等级的频数与第（6）栏平均秩次相乘再求和，如第（7）和第（8）栏所示。当两组例数不等时，检验统计量被确定为例数较小组的总秩和$\sum T$，如本例中例数较小组为吸烟组，即 n_2=122，该组总秩和$\sum T_2$=16407.5，所以检验统计量 T=16407.5。

由于 n_2=122 超出附表5的范围，故需要用公式（6-10）计算 Z 值。本例系等级资料，每个等级的人数表示相同秩次的个数（t_j），即 t_1=37、t_2=110、t_3=51、t_4=53、t_5=21。由于相同秩次过多，故尚需要按公式（6-11）和公式（6-12）对 Z 值进行校正，计算 Z_c。

记 n^* 为 n_1、n_2 中较小者，$N=n_1+n_2$，两组比较秩和检验正态近似法的公式为：

$$Z=\frac{|T-n^*(N+1)/2|-0.5}{\sqrt{n_1n_2(N+1)/12}} \quad (6\text{-}10)$$

$$C=1-\sum(t_j^3-t_j)/(N^3-N) \quad (6\text{-}11)$$

$$Z_c=Z/\sqrt{C} \quad (6\text{-}12)$$

本例 Z=0.380，$\sqrt{C}$ =0.917，Z_c=0.380/0.917=0.414。

4. 确定 P 值，做出统计推论

查附表1（Z 界值表），双侧 $Z_{0.05/2}$=1.96，本例 Z_c=0.414＜1.96，故 P＞0.05。按 α=0.05水平不拒绝 H_0，尚不能认为不吸烟者和吸烟者的经济收入水平（总体分布位置）不同。

本章小结

1. χ^2 检验（卡方检验）是一种应用范围较广的分类资料的假设检验方法。χ^2 检验的目的是通过两个或多组样本相对数的检验结果判断有无统计学意义，从而推断其总体相对数间（率或构成比）是否不同。它主要应用于：①检验两个样本率之间差别有无统计学意义；②检验多个样本率或构成比之间差别有无统计学意义；③配对分类资料的比较。χ^2 检验的基本思想、基本公式和检验步骤均适用于上述设计类型的资料，而应用 χ^2 检验的专用公式和四格表资料的校正公式则是有条件的。

2. 常用的 χ^2 检验公式和适用条件总结于表 6-7。

表 6-7　χ^2 检验的公式和适用条件

χ^2 检验	设计类型	检验假设	χ^2 值
四格表资料	成组设计，有两个样本的实际发生数和未发生数 4 个基本数字，亦称 2×2 表	H_0：$\pi_1=\pi_2$ H_1：$\pi_1\neq\pi_2$	（1）当 $n\geqslant 40$，且 $E\geqslant 5$ 时，四格表专用公式： $\chi^2=\frac{(ad-bc)^2n}{(a+b)(c+d)(a+c)(b+d)}$ （2）当 $n\geqslant 40$，但有 $1<E<5$ 时，用校正公式。 专用公式的校正： $\chi^2=\frac{\left(\lvert ad-bc\rvert-\frac{n}{2}\right)^2n}{(a+b)(c+d)(a+c)(b+d)}$
行 × 列表	多个样本率的比较	H_0：多个总体率相同 H_1：多个总体率不全相同	行 × 列表专用公式： $\chi^2=n\left(\sum\frac{O^2}{n_Rn_C}-1\right)$
	两个（或多个）样本构成比的比较	H_0：两个（或多个）总体构成比相同 H_1：两个（或多个）总体构成比不同	
配对四格表资料	分类资料的配对设计，需要注意：4 个格子中的数值不是例数，是对子数	H_0：$B=C$ H_1：$B\neq C$	当 $b+c>40$ 时，卡方公式： $\chi^2=\frac{(b-c)^2}{b+c}$ 当 $b+c\leqslant 40$ 时，校正公式： $\chi^2=\frac{(\lvert b-c\rvert-1)^2}{b+c}$

3. 多个样本率（或多组构成比）比较的 χ^2 检验，若检验结果 $P<0.05$，只能认为各总体率（或多组构成比）之间总的来说不全相同，但不能说明它们彼此之间都不同，或某两者之间有差别。

4. 四格表 χ^2 检验结果的表达汇总于表 6-8。

表 6-8　四格表 χ^2 值与 P 值的关系及统计结论

χ^2 值	P 值	统计结论
$\chi^2_{0.05,1}<3.84$	>0.05	不拒绝 H_0，差异无统计学意义，推断两个总体率无不同
$\chi^2_{0.05,1}\geqslant 3.84$	$\leqslant 0.05$	拒绝 H_0，接受 H_1，差异有统计学意义，推断两个总体率不同

5. 单向有序分类资料（等级资料）的成组比较，适宜用秩和检验。

习题

在线答题

一、简答题

1. χ^2 值的含义是什么?
2. 行 × 列表 χ^2 检验可以用于哪些资料?
3. 配对设计的四格表资料 χ^2 检验公式是什么?校正的条件是什么?

二、单项选择题

1. 四格表资料的 χ^2 检验,其校正条件是
   A. 总例数大于 40
   B. 至少有一个理论数大于 5
   C. 所有的实际数都小于 5、大于 1,且总例数大于 40
   D. 有小于 5 但大于 1 的理论数出现,且总例数大于 40
2. 4 个样本率进行比较,得到 $P<0.05$,可认为
   A. 各总体率不全相等　　B. 各总体率均不相等
   C. 各总体率都相等　　D. 各样本率不等
3. 关于配对四格表资料的 χ^2 检验,以下说法正确的是
   A. 检验结果 $\chi^2<3.84$,则 $P<0.05$
   B. χ^2 校正条件与成组四格表相同
   C. 四格表中的数据不是对子数
   D. 自由度 $\nu=1$
4. 行 × 列表的自由度是
   A. 一定等于 1　　B. 总例数减 1
   C.(行数 −1)(列数 −1)　　D. 行数乘以列数后减 1
5. 单向有序分类的行 × 列表资料宜用
   A. 四格表 χ^2 检验　　B. 秩和检验
   C. t 检验　　D. F 检验

三、计算分析题

1. 某研究者欲比较 A、B、C 3 种药物治疗高血压(中度)的疗效,将年龄在 50 ~ 70 岁的 240 例高血压患者随机等分为 3 组,分别采用 3 种药物治疗。一个疗程后观察疗效,A、B、C 3 种药物治疗有效的人数分别为 74、58 和 71。

(1)将该数据整理成列联表形式。

(2)比较 3 种药物治疗高血压的有效率有无不同,应选择何种假设检验方法?

(3)请写出该检验方法的无效假设和备择假设。

(4)请计算该样本的自由度,若该检验结果 $\chi^2=13.848$,依据自由度 ν 查本教材附表 6,与表中临界值比较后写出统计结论。

2. 某实验室分别用 A 方法和 B 方法对 58 名红斑狼疮患者血清成分进行测定。用 A 方法检测出阳性 23 例,用 B 方法检测出阳性 13 例,两种方法检测结果都为阳性的共

11 例。

（1）将该数据整理成四格表形式。

（2）比较两种方法的检测结果有无不同，应选择何种假设检验方法？

（3）请写出该检验方法的无效假设和备择假设。

（4）将数据代入公式进行计算，并对结果做出统计推论。

3. 用两种剂量的电离辐射照射小白鼠，每组 30 只，低剂量组照射后 10 天内小白鼠死亡 9 只，高剂量组照射后 10 天内死亡 18 只。

（1）将该数据整理成四格表形式。

（2）比较两种剂量电离辐射对小白鼠的致死率有无不同，应选择何种假设检验方法？

（3）请写出该检验方法的无效假设和备择假设。

（4）将数据代入公式进行计算，并对结果做出统计推论。

（郑迎东　陈宏达）

第七章数字资源

第七章　线性相关与回归

◎ **案例 7-1**

图 7-1 是使用测定 15 份糕点食品中的脂肪含量 X（克）和热量 Y（千卡）两个数值变量得到的样本数据绘制的散点图，该散点图所示 X 与 Y 两变量间存在线性依存关系。用该数据算出线性回归方程为：预估热量 $\hat{Y}$ =35.8+15.3X。

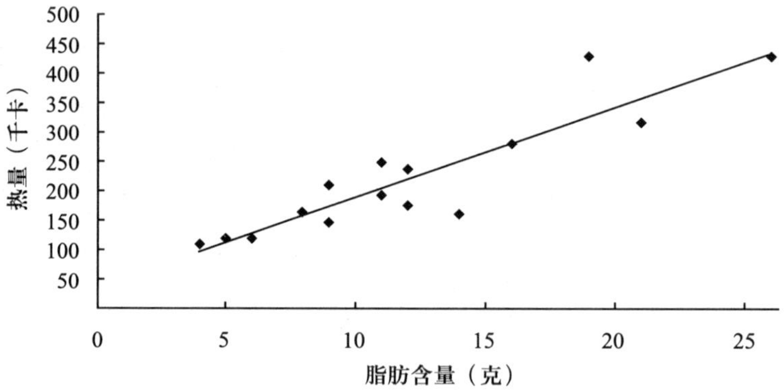

图 7-1　15 份糕点食品中脂肪含量 X 和热量 Y 的散点图

请回答：

1. 散点图中 X 与 Y 两变量关系呈何趋势？两者关系是否密切？是否能说明两变量存在相关关系？

2. 样本回归方程中的 15.3 是什么指标？请用该指标解释 X 与 Y 之间的关系。

本章导读

第五章和第六章讲的是将两个或多个样本之间某一个变量（或指标）的均数或率进行比较，推断其总体是否不同。本章共有 4 节内容，主要讲计量资料的两个变量之间是否存在线性关系，介绍了相关关系和回归关系。第一节是计算相关系数用以表示相关关系，并对样本相关系数 r 做假设检验。第二节是计算回归系数，建立回归方程式用以表示回归关系，并对样本回归系数 b 做假设检验。

第一节的重点难点有图 7-2 散点图的含义和相关系数的表达；相关分析对资料的

要求；相关系数的概念和含义；相关系数 t 检验的意义，无效假设和备择假设中表示总体相关系数 ρ 的符号及表达；检验结果 t 值和 P 值的关系，以及正确的统计结论表述。

第二节的重点难点是线性回归分析的意义；回归系数的含义；回归系数的统计学意义；建立回归方程。

第三节的重点难点是相关与回归的区别及两个联系。

第四节的重点难点是相关密切程度4个档次的含义；线性回归分析的结果不能随意外推。

本章带星号（*）的内容不作为考核要求。

本书第五章、第六章分别介绍了对某个变量（数值变量或分类变量）进行两组或多组比较的假设检验方法。公共卫生研究中经常要分析两个数值变量之间的关系，如身高与体重、胸围与肺活量的关系等。如果两个数值变量 X 和 Y 相互关联且不分主次，可通过线性相关（linear correlation）分析来刻画它们之间可能存在的线性联系的方向和程度。如果想研究变量 X 和 Y 在数值上的线性依存关系，可采用线性回归（linear regression）的统计方法。

第一节 线性相关

一、线性相关的概念

线性相关是研究两个数值变量间是否存在线性联系，此联系是正向还是负向，以及联系密切程度的统计方法。为了考查两变量 X 和 Y 之间是否线性相关，可以对 n 名观察对象均同时测量 X 和 Y 的数值，如20名成年男性的体重 X（kg）与肺活量 Y（L）。也可以测量 n 对观察对象的同一变量，从而得到 n 对测量值，如10对父子的身高（cm）。

例 7-1 研究者随机抽取10名某中学高中男生，分别测量男生和他们父亲的身高（cm），得样本资料如表7-1所示。试对父与子身高这两个数值变量间的关系进行线性相关分析。

表 7-1 某中学10对父子的身高（cm）数据

编号	父亲身高 X（cm）	儿子身高 Y（cm）
1	153	157
2	161	163
3	164	170
4	165	166
5	168	169
6	172	170
7	174	176
8	177	174
9	178	173
10	185	180

考查两变量间的相关性最简单而直观的方法是绘制散点图（scatter plot）。散点图的绘制：以两条互相垂直的坐标轴表示两个变量，X 变量为横坐标，Y 变量为纵坐标，n 对测量值对应于坐标平面的 n 个点，便构成一幅散点图。将表 7-1 的数据绘制成散点图，如图 7-2 所示。可以看出，散点分布大致呈直线，随 X 增大 Y 有相应增大的趋势，即较高的父亲多数有较高的儿子，统计上称为正相关（positive correlation）。

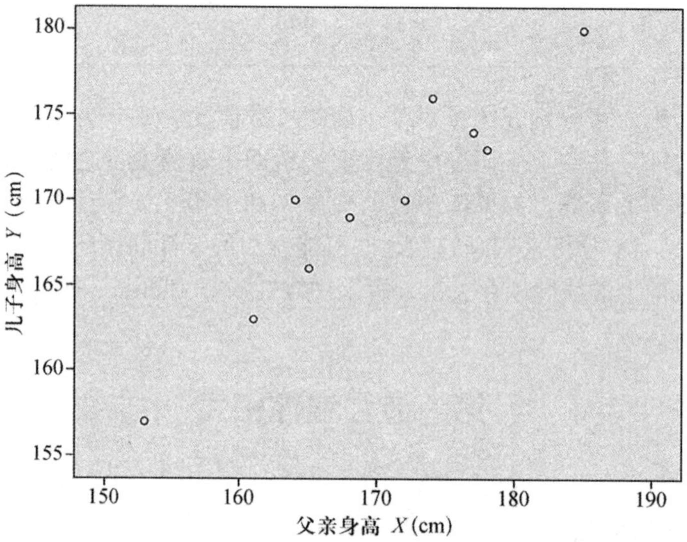

图 7-2　例 7-1 中数据的散点图

图 7-3 给出了散点图的几种典型样式，其中左上两图表示两变量为正相关、负相关。**负相关**（negative correlation）是指散点分布大致呈直线，随 X 增大 Y 有相应减小的趋势。左下两图表示完全正相关和完全负相关，这时散点在一条直线上。两变量之间没有线性相关关系，称为**零相关**（zero correlation），对应的散点图如右侧 4 个图所示。

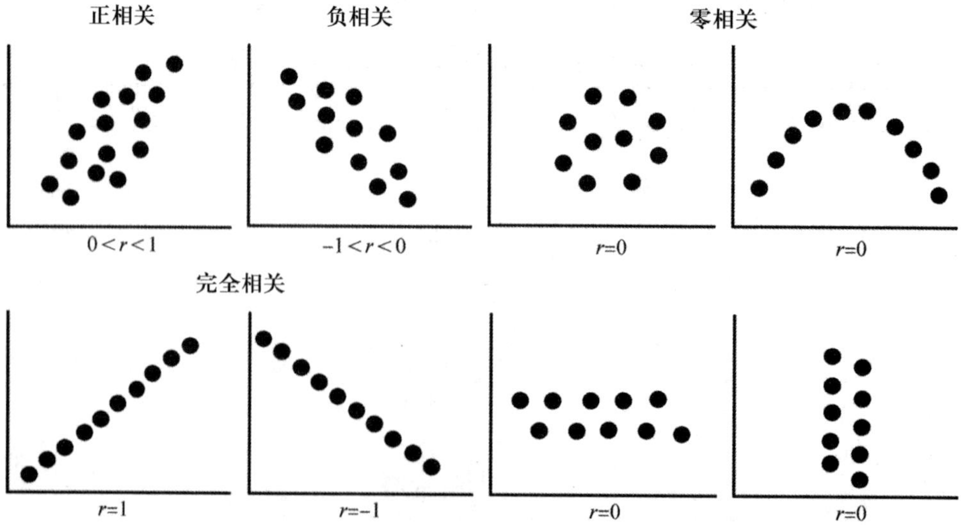

图 7-3　典型散点图

两个数值变量有同向（或反向）的变化趋势，只能说它们存在相互关系，而不能得出两个变量间存在因果关系的结论。由图 7-2 可知，父与子身高之间存在线性正相关趋势，但要确定其相关密切程度如何，以及是否有相关关系，可进一步计算相关系数，并对相关系数做假设检验。

二、线性相关系数

（一）线性相关系数的概念

散点图对两个数值变量间相关的描述是粗略和定性的，为了定量说明两变量相关程度，须计算相关系数。相关系数（correlation coefficient）是说明两个数值变量相关密切程度与方向的统计指标，当两个数值变量 X 和 Y 满足双变量正态分布的假定时，需要计算 Pearson 积差相关系数，或称线性相关系数。样本相关系数用符号 r 表示，所对应的总体相关系数用希腊字母 ρ 表示，ρ 值往往是未知的，需要通过假设检验用样本 r 推论总体 ρ。

相关系数具有如下特点：相关系数没有度量单位；取值范围是 $-1 \leqslant r \leqslant 1$，$r>0$ 表示正相关，$r<0$ 表示负相关，$r=0$ 表示无相关。r 的绝对值越大，表示两变量的相关关系越密切。注意：这里的 r 是根据样本数据算得的，它实际上是总体相关系数 ρ 的估计值。

（二）线性相关系数的计算

线性相关系数的计算公式如下。

$$r=\frac{l_{XY}}{\sqrt{l_{XX}l_{YY}}} \tag{7-1}$$

式中：l_{XX} 表示 X 的离均差平方和，$l_{XX}=\sum(X-\overline{X})^2$；$l_{YY}$ 表示 Y 的离均差平方和，$l_{YY}=\sum(Y-\overline{Y})^2$；$l_{XY}$ 表示 X 与 Y 的离均差积和，$l_{XY}=\sum(X-\overline{X})(Y-\overline{Y})$。

例 7-2 利用表 7-1 父亲身高（X）与儿子身高（Y）的样本数据（设资料服从双变量正态分布），计算样本相关系数 r，并给出解释。

计算步骤：

1. 绘制散点图（图 7-2），提示两变量间有线性相关关系。

2 分别计算 10 名父亲的平均身高 $\overline{X}=1697/10=169.7$（cm），10 名儿子的平均身高 $\overline{Y}=1698/10=169.8$（cm）。

父亲身高 X 的离均差平方和及其合计项 $l_{XX}=\sum(X-\overline{X})^2=792.1$

儿子身高 Y 的离均差平方和及其合计项 $l_{YY}=\sum(Y-\overline{Y})^2=395.6$

X 与 Y 的离均差积和及其合计项 $l_{XY}=\sum(X-\overline{X})(Y-\overline{Y})=531.4$

详见表 7-2 第（6）~（8）栏。

表 7-2 样本相关系数 r 的原始数据及计算过程

编号 (1)	父亲身高 X (2)	儿子身高 Y (3)	$X-\bar{X}$ (4)	$Y-\bar{Y}$ (5)	$(X-\bar{X})^2$ (6)	$(Y-\bar{Y})^2$ (7)	$(X-\bar{X})(Y-\bar{Y})$ (8)
1	153	157	−16.7	−12.8	278.89	163.84	213.76
2	161	163	−8.7	−6.8	75.69	46.24	59.16
3	164	170	−5.7	0.2	32.49	0.04	−1.14
4	165	166	−4.7	−3.8	22.09	14.44	17.86
5	168	169	−1.7	−0.8	2.89	0.64	1.36
6	172	170	2.3	0.2	5.29	0.04	0.46
7	174	176	4.3	6.2	18.49	38.44	26.66
8	177	174	7.3	4.2	53.29	17.64	30.66
9	178	173	8.3	3.2	68.89	10.24	26.56
10	185	180	15.3	10.2	234.09	104.04	156.06
合计	1697	1698	—	—	792.10	395.60	531.40

3. 将 l_{XX}、l_{YY}、l_{XY} 代入公式（7-1）计算相关系数：

$$r=\frac{l_{XY}}{\sqrt{l_{XX}l_{YY}}}=\frac{\sum(X-\bar{X})(Y-\bar{Y})}{\sqrt{\sum(X-\bar{X})^2\sum(Y-\bar{Y})^2}}=\frac{531.4}{\sqrt{792.1\times395.6}}=0.95$$

相关系数 r 为 0.95，表明父与子身高（cm）呈正相关，且相关关系密切。

三、样本相关系数的假设检验

例 7-2 的相关系数 $r=0.95$ 是根据 10 名儿子身高与父亲身高的样本数据求得的，所以 r 是样本相关系数，它是总体相关系数 ρ 的估计值。即使样本相关系数不等于零，也不能立即得出 X 与 Y 间有相关关系，即总体相关系数 $\rho\neq0$ 的结论。如果从 $\rho=0$ 的总体中进行随机抽样，由于抽样误差的影响，所得样本 r 值也常不等于零。故要想回答两变量间是否有相关关系，需要对样本相关系数 r 做假设检验。

样本相关系数的假设检验常用 t 检验方法，样本相关系数 r 的 t 检验公式如下。

$$t_r=\frac{r-0}{S_r}=\frac{r}{\sqrt{\frac{1-r^2}{n-2}}}\text{，自由度 }\nu=n-2 \qquad (7\text{-}2)$$

式中：分母 S_r 为相关系数 r 的标准误。求得 t 值后，查附表 2（t 界值表）确定 P 值。

例 7-3 对例 7-2 的样本相关系数 r 做假设检验，问父亲身高 X 与儿子身高 Y 间是否存在线性相关关系？

1. 建立检验假设

H_0：$\rho=0$，两变量间无线性相关关系

H_1：$\rho\neq0$，两变量间有线性相关关系

检验水准 $\alpha=0.05$

2. 计算 t 统计量　本例 $r=0.95$，$n=10$，代入公式（7-2）得：

$$t_r=\frac{r-0}{S_r}=\frac{r}{\sqrt{\dfrac{1-r^2}{n-2}}}=\frac{0.95}{\sqrt{\dfrac{1-0.95^2}{10-2}}}=8.6$$

3. 查 t 界值表（附表 2）确定 P 值，并做统计结论

本例自由度 $\nu=10-2=8$，t 界值表中双侧 $t_{0.05/2,8}=2.306$，由于本例 $t_r=8.6>2.306$，故 $P<0.05$，按 $\alpha=0.05$ 的检验水平，拒绝 H_0，接受 H_1，认为父亲身高与儿子身高之间存在线性相关关系，相关关系较为密切，呈正相关。

注：假设检验是通过检验样本相关系数 r，推断总体相关系数 ρ。所以，无效假设 H_0 和备择假设 H_1 都是针对总体相关系数 ρ 做的假设，统计结论也是针对总体而言。

第二节　线性回归

一、线性回归的概念

线性回归（linear regression）是研究两个数值变量 X 与 Y 线性依存关系的一种统计方法。这里两变量的地位是不同的，其中 X 为自变量（independent variable），可随机变动，亦可人为取值；Y 为因变量（dependent variable），是依赖于 X 而随机变动的。当确定了 X 与 Y 的线性依存关系后，就可以用 X 定量地预测 Y 的大小。如图 7-4 用父亲身高预测儿子身高。

由图 7-4 可见散点分布大致呈直线，X 与 Y 是同向变化的。要想进一步研究 X 与 Y 的线性依存关系，可以建立一个直线回归方程，该方程在图 7-4 里对应于一条回归直线。注意：两变量间的回归关系不是数学上严格对应的函数关系，其散点不都在回归直线上，而是均匀地分布在它的周围。

二、建立线性回归方程

统计学上是根据最小二乘法（least squares，LS）原理来建立**线性回归方程**的。该法可以“合理地”找到一条回归直线，使散点较均匀地分布在回归直线的周围，使得各散点到回归直线的纵向距离的平方和为最小。线性回归方程的一般表达式为：

$$\boxed{\hat{Y}=a+bX} \qquad (7\text{-}3)$$

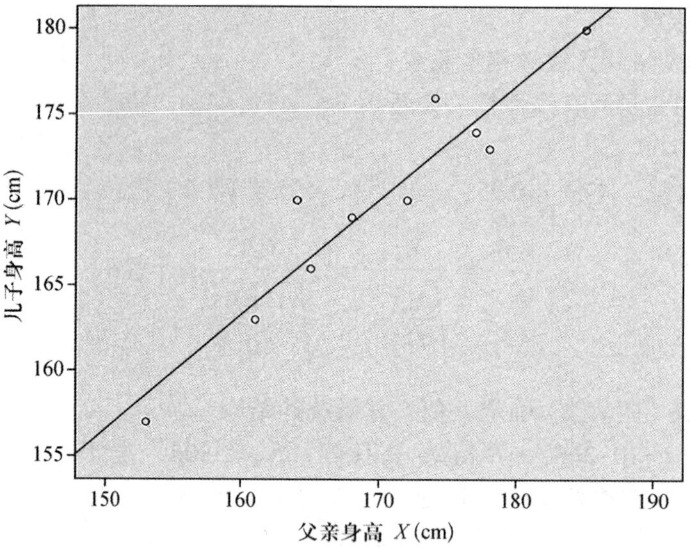

图 7-4　例 7-1 的散点图与回归直线

$\hat{Y}$：表示因变量 Y 的估计值或回归值。它不是实际测量的 Y 值，因此用 $\hat{Y}$ 以示区别。

a：表示回归直线在 Y 轴上的截距，是当 X=0 时 Y 的值。$a>0$ 时直线与纵轴的交点在原点上方；$a<0$ 时交点在原点下方；a=0 时直线通过原点。

b：称为样本回归系数，即回归直线的斜率。$b>0$ 表示直线从左下方走向右上方，Y 随 X 增大而增大；$b<0$ 表示直线从左上方走向右下方，Y 随 X 增大而减小；b=0 则直线与 X 轴平行，X 与 Y 无直线关系。b 的统计学意义是 X 每增加（减少）一个单位，$\hat{Y}$ 平均变化 b 个单位。

如果从样本数据中计算得到公式（7-3）中的 a 和 b 值，就可以建立样本回归方程的表达式了。回归系数 b 和截距 a 的计算公式是：

$$b=\frac{l_{XY}}{l_{XX}} \tag{7-4}$$

式中 l_{XY}、l_{XX} 的含义同公式（7-1）。

$$a=\overline{Y}-b\overline{X} \tag{7-5}$$

例 7-4　用例 7-1 和表 7-1 的数据，以父亲身高（cm）为自变量 X，儿子身高（cm）为因变量 Y，建立线性回归方程，并对回归系数 b 给出解释。

步骤如下：

1. 做散点图（图 7-4），提示两变量间有直线回归关系。

2. 计算 X 的离均差平方和 l_{XX}、X 与 Y 的离均差积和 l_{XY} 以及均数 $\overline{X}$ 和 $\overline{Y}$。

参见表 7-2 的合计项 $l_{XX}=\sum(X-\overline{X})^2=792.1$，$l_{XY}=\sum(X-\overline{X})(Y-\overline{Y})=531.4$。

$\overline{X}$=1697/10=169.7（cm），$\overline{Y}$=1698/10=169.8（cm）。

3. 按公式（7-4）和公式（7-5）计算回归系数 b 和截距 a。

$$b=\frac{l_{XY}}{l_{XX}}=\frac{531.4}{792.1}=0.671$$

$$a=\overline{Y}-b\overline{X}=169.8-0.671\times 169.7=55.953$$

4. 建立回归方程

$$\hat{Y}=55.953+0.671X$$

由回归方程里的回归系数 b 可以看出，父亲身高（X）每增加 1 cm，儿子身高（$\hat{Y}$）平均增加 0.671 cm。

三、样本回归系数的假设检验 *

利用样本数据求得的 b 仅是总体回归系数 β 的一个估计值，存在抽样误差。b 值不等于零，还不能得出 X 与 Y 间有线性回归关系，即 $\beta\neq 0$ 的结论，还需要对 b 值做假设检验。

常用假设检验方法有 t 检验法和方差分析法两种，这里只介绍 t 检验法。

$$t_b=\frac{b-0}{S_b}=\frac{b}{S/\sqrt{l_{XX}}},\ \nu=n-2 \qquad (7\text{-}6)$$

$$S=\sqrt{\frac{\Sigma(Y-\hat{Y})^2}{n-2}} \qquad (7\text{-}7)$$

式（7-6）中：S_b 为样本回归系数标准误的估计值，S 称为回归的剩余标准差。

可以证明：对于同一份资料，对 r 和 b 做 t 检验是等价的，即 $t_r=t_b$。而对 r 做假设检验，无论查表还是计算 t_r 值都比较简便，所以同一份资料，经常用对 r 的检验代替对 b 的检验。

例 7-5 研究者利用 10 名中学男生身高（cm）和他们父亲身高（cm）数据，建立了样本回归方程：$\hat{Y}=55.953+0.671X$。试对样本回归系数 $b=0.671$ 做假设检验。

H_0：$\beta=0$，两变量间无线性依存关系

H_1：$\beta\neq 0$，两变量间有线性依存关系

检验水准 $\alpha=0.05$

已知该资料 $t_r=t_b$。例 7-3 已求得 $t_r=8.6$，故 $t_b=8.6$，自由度 $\nu=10-2=8$，t 界值表中双侧 $t_{0.05/2,8}=2.306$，由于 $t_b=8.6>2.306$，故 $P<0.05$，按 $\alpha=0.05$ 的检验水平，拒绝 H_0，接受 H_1，认为父亲身高与儿子身高之间存在线性依存关系。

注：假设检验是通过检验样本回归系数 b，推断总体回归系数 β。所以，无效假设 H_0 和备择假设 H_1 都是针对总体回归系数 β 做的假设，统计推论也是针对总体而言。

第三节　线性相关与回归的区别和联系

一、区别

相关与回归分析的研究目的不同：线性相关是研究两数值变量间是否存在线性联系，此联系是正向还是负向，以及联系密切程度的统计方法。而线性回归是研究两变量在数值上的线性依存关系的，即由自变量 X 来估计因变量 Y。

对同一批资料，如例 7-1 父与子身高的数据，进行相关分析时两变量是互为相关，其地位是平等的。而回归分析中，一定要根据专业知识事先将自变量 X 和因变量 Y 确定好，然后建立直线回归方程，否则将很难对回归系数 b 值做出合理解释。

二、联系

1. 同一批资料，相关系数 r 与回归系数 b 的符号相同。r 为正（或负）则 b 为正（或负），均表示 X 与 Y 呈同向（或反向）变化。

2. 同一批资料，对相关系数 r 与回归系数 b 做检验，其结果是等价的，有 $t_r=t_b$ 的关系。

第四节　应用线性相关与回归的注意事项

1. 进行相关与回归分析要有实际意义。切不可把毫无关联的两个事物或现象用来做相关和回归分析。

2. 相关关系不一定是因果关系，而有可能是伴随关系。例如我们不能因为体重与肺活量存在相关关系就认定是因为体重大所以肺活量大，又如我们不能由于高血压和年龄之间具有相关关系就说年龄是高血压的原因或高血压是年龄的原因。要确认事物间的因果关系，必须通过深入的流行病学调查并综合各项实验研究，从专业理论方面加以论证。

3. 对相关系数 r 经假设检验（t 检验）后，认为两变量有相关关系。根据相关系数绝对值的大小，来判断相关的密切程度。相关系数的绝对值为 0 ~ 1，两变量相关系数越接近 1，线性相关程度越密切；越接近 0，相关程度越弱。两变量线性相关的密切程度可划分为 4 个档次（作为参考）：

0.7 及以上　高度相关

0.5 ~　中度相关

0.3 ~　弱相关

0.3 以下　微弱相关

4. 线性回归分析的结果不能随意外推。对于已建立的回归方程，不要任意延长回归直线。如果超出确定回归方程时的取值范围，回归方程就有可能不再适用。如例 7-4 所得的直线回归方程是根据某中学 10 名高中男生身高与其父亲身高数据而建立的，不能适用于其他年龄，特别是幼儿男生的身高资料。

本章小结

1. 线性相关分析是研究两变量间是否存在线性联系，此联系是正向还是负向，以及联系密切程度的统计方法。

2. 线性回归分析是定量地描述并分析两变量间的线性依存关系的统计方法。

3. 做线性相关或回归分析时，应首先绘制散点图，考查两变量间是否有直线关系的趋势。

4. 定量研究两变量间的相关需要计算线性相关系数 r，正确解释样本相关系数 r 的取值，并对 r 做假设检验。当拒绝 H_0 时，才能认为 X 与 Y 之间存在相关关系。

5. 线性回归分析主要是建立线性回归方程，用自变量 X 估计因变量 Y。应正确解释求得的样本回归系数 b 的取值，并对 b 做假设检验。当拒绝 H_0 时，才能认为 X 与 Y 之间存在线性回归关系。

6. 线性相关与回归分析既有区别又有联系，区别在于二者的研究目的不同。它们的联系是：对同一批资料，r 与 b 的符号相同；而且 r 与 b 的检验结果是等价的，有 $t_r=t_b$ 的关系。

习题

在线答题

一、名词解释

1. 线性相关
2. 相关系数
3. 线性回归
4. 回归系数

二、简答题

1. 线性相关分析对资料有哪些要求？
2. 线性回归分析对自变量和因变量有哪些要求？
3. 为什么要对样本回归系数做假设检验？
4. 为什么同一批资料可以用 r 的 t 检验替代 b 的检验？

三、单项选择题

1. 关于相关系数，下列说法正确的是

   A. 相关系数是说明两变量相关方向和相关密切程度的统计指标

   B. 相关系数的单位与原变量的单位相同

   C. 同一份资料，相关系数等于回归系数

   D. 相关系数表示两个数值变量间的依存关系

2. 相关系数 r=0.01 时，散点图中散点的分布样式为

   A. 散点在一条直线上，随 X 增大，Y 相应增大

   B. 散点分布大致呈直线，随 X 增大，Y 有相应增大趋势

C. 散点分布大致呈直线，随 X 增大，Y 有相应减小趋势

D. 散点呈椭圆形分布，线性趋势不明显

3. 样本相关系数 r 的取值范围是

A. $-1<r<1$　　B. $-1\leqslant r\leqslant 1$

C. $-\infty<r<+\infty$　　D. $0\leqslant r\leqslant 1$

4. 利用 10 例样本数据的 X 与 Y 两个变量进行线性相关分析，对相关系数 r 做 t 检验，结果是 $t<t_{0.05/2,8}$，则

A. $P<0.05$，认为两变量有线性相关关系

B. $P<0.05$，认为两变量无线性相关关系

C. $P>0.05$，不认为两变量存在线性相关关系

D. $P>0.05$，认为两变量一定存在线性相关关系

5. 利用 10 例样本数据的 X 与 Y 两个变量估计出样本回归方程，对 b 做 t 检验，t 值相应的自由度为

A. 10　　B. 9　　C. 8　　D. 7

6. 样本相关系数 r 的假设检验，其备择假设为

A. $\rho=0$　　B. $r\neq 0$　　C. $r=0$　　D. $\rho\neq 0$

7. 关于样本回归系数 b，下列说法**错误**的是

A. 样本回归系数 b 即回归直线的斜率

B. 样本回归系数 b 表示 X 每变化 1 个单位时 Y 也变化 1 个单位

C. 回归系数 $b>0$ 时，回归直线从左下方走向右上方

D. 同一份资料，相关系数 r 与回归系数 b 的符号相同

四、计算分析题

1. 表 7-3 是 10 名糖尿病患者的血糖与胰岛素的测定结果，血糖 $\overline{X}$=11.13 mmol/L，胰岛素 $\overline{Y}$=17.06 mU/L，l_{XX}=116.9，l_{YY}=300.2，l_{XY}=−174.5。假设血糖和胰岛素均服从正态分布，试计算线性相关系数 r，并用 t 检验法做假设检验，对检验结果和 r 值给出解释。

表 7-3　10 名糖尿病患者血糖（mmol/L）与胰岛素（mU/L）的数据

病例号	血糖	胰岛素	病例号	血糖	胰岛素
1	12.21	15.2	6	6.44	25.1
2	12.27	11.9	7	10.16	22.0
3	7.88	19.8	8	8.49	23.2
4	10.43	17.0	9	11.38	16.8
5	19.59	5.9	10	12.49	13.7

2. 接上题，以糖尿病患者的胰岛素水平为自变量 X，血糖水平为因变量 Y，估计线性回归方程，并对方程中的回归系数 b 做出解释。

（易伟宁）

第八章 统计表与统计图

第八章数字资源

◎ **案例 8-1**

某研究者为比较男、女小学生饮用含糖饮料情况，抽样调查某地在校小学生 500 人，男生、女生各 250 人，询问了近 1 个月是否饮用含糖饮料。其中，男生有 177 人饮用，饮用率为 70.8%，女生有 162 人饮用，饮用率为 64.8%。

请回答：

1. 将上述结果整理成统计表，并回答该统计表是简单表还是复合表？
2. 该资料适合做何种统计图？并正确绘制相应统计图。

本章导读

本章共有 2 节内容。第一节的重点难点是统计表 4 个主体部分的结构；制表原则和基本要求；根据数据绘制规范的统计表，修改错误统计表。

第二节的重点难点是制图基本要求；统计图的概念和种类及其适用资料；6 种常见统计图（含普通线图和半对数线图）的绘制要点，特别是普通线图与半对数线图的区别、直条图与直方图的区别。

本章带星号（*）的内容不作为考核要求。

统计表（statistical table）是以表格的形式列出统计指标，统计图（statistical graph）是以各种几何图形把资料的数量特征、内部构成、相互关系等形象地表达出来。作为统计描述的重要工具，统计图和表在科研论文中经常会用到。越是文字叙述不容易说清楚的事情，统计图和表的作用往往会越大。适当地运用图表可以准确传达资料的信息，使人印象清晰、信息一目了然，其中，统计表有利于计算、分析和对比，统计图有利于直观分析。

第一节　统计表

一、制表原则

1. 一张表通常只表示一个中心内容，当需要说明几个不同问题时，可以分开列成几张表，避免制成臃肿的、包罗万象的大表。

2. 项目的排列要合理，充分运用表格纵横交叉的形式，使信息一目了然。

二、统计表的结构和基本要求

统计表由标题、标目、线条、数字 4 部分构成，有些统计表还会有备注。具体如表 8-1 所示。

顶线

表 8-1　标题

横标目名称	纵标目名称	合计
横标目	数字	
合计		

备注：……。

底线

例 8-1　某研究者对当地成年人意外死亡的死因进行了调查，结果见表 8-2。

表 8-2　某年某地不同性别成年人意外死亡构成

死因	男		女	
	死亡数	构成比（%）	死亡数	构成比（%）
车祸	84	49.70	38	31.67
跌落	29	17.16	32	26.66
淹死	21	12.43	23	19.17
中毒	20	11.83	17	14.17
其他	15	8.88	10	8.33
合计	169	100.00	120	100.00

1. 标题　任何统计表都不可以没有标题。标题是表的总名称，是对表的内容的扼要概括，它写在表的上方。

2. 标目　是用来说明表内数字含义的，分为横、纵标目两种。横标目在表的左侧，说明表内同一横行的数字含义。纵标目在表的上方，说明表内同一纵列的数字含义。有些统计表在纵标目的上方还会有总标目（如表 8-2 的男和女），它可以认为是横标目的另一部分。

标目的基本要求是：①要把表的研究对象作为横标目（即主语），而把研究对象的各项指标作为纵标目（即谓语），这样的设计符合国人的阅读习惯，将横、纵标目连在一起阅读可以组成一句完整而通顺的话。如表 8-2 里，该地因车祸死亡的成年男性有 84 人，占男性总死亡人数中的 49.70%。②标目要简明，如果纵标目有测量单位要注明，而且不要写在表内数字旁。

3. 线条　表 8-1 里可见较粗的顶线、底线，以及标目下方的标目线，行合计上方的合计线。这些都是表的基本线条，而类似斜线、竖线等是不应该出现的。统计表的左、右两端不封口。

线条的基本要求是力求简洁，只绘制基本线条，尽量少画其他不必要的线条。这样要求是为了突出表中数字，避免因线条过多而影响人们对内容的阅读。

4. 数字　表内数字是统计表的基本语言，必须准确无误。要求一律用阿拉伯数字表示，同一指标的数字的小数位数应一致，位次对齐。表内不宜留空项，数字为零者用“0”填入，暂缺或未记录用“……”填入，无数字用“—”表示。

5. 备注　不是统计表的基本结构，当需要对表的内容进行注释时，就用“*”标记，然后在表的底线下方写备注。

三、统计表的种类

根据主语的分类标志的多少，统计表可分为简单表与复合表两类。

1. 简单表（simple table）只按单一变量分组，即主语只有一个分类标志，如表 8-3 是按照不同性别分组的。

表 8-3　某地某年 60 岁以上男、女高血压患病率

性别	观察人数	患病人数	患病率（%）
男	4000	612	15.3
女	3845	466	12.1
合计	7845	1078	13.7

2. 复合表 *（combinative table）按两个变量分组，即主语的分类标志不止一个，如在前面介绍的表 8-2 里，主语有两个分类标志：性别和死因，这样的统计表称为复合表，可以分析不同性别、不同死因所占的比重情况。

四、错误统计表的修改范例

例 8-2　表 8-4 是某药治疗两个类型老年性慢性支气管炎患者的疗效比较，请对该表的绘制进行评价，并指出所存在的问题。

表 8-4　两个组的疗效观察

分型及疗效		单纯型慢性支气管炎				喘息型慢性支气管炎			
疗效	指标	治愈	显效	好转	无效	治愈	显效	好转	无效
	例数	60	98	51	12	23	83	65	11
	合计	209			12	171			11
	%	94.6				94.0			

要修改错误统计表，除了看它是否满足制表原则外，更要看它的各部分结构是否都满足要求，即：①标题是否确切；②横、纵标目安排是否合理；③是否有多余线条；④对数字的要求等。表 8-4 存在如下几方面主要问题。

1. 标题太简单　它既没有说明药物名称，又没有说明接受治疗的两组试验对象是谁，这使表 8-4 的读者不能很快从标题中获取到有用的信息，影响了解此表的内容。

2. 主语、谓语安排不当，层次不清　横、纵标目的设计不符合一般的逻辑规范，即按照“主语 - 谓语 - 数字”的顺序阅读，感觉不通顺，从而也影响了对表内容的理解。

3. 线条繁杂　统计表除顶线、底线、标目线和合计线等基本线条外，有多余线条存在。

4. 表中“%”的意义不明确。

依据制表原则和对各部分结构的具体要求，表 8-4 经重新整理可改为表 8-5 的形式。

表 8-5　某药治疗两个类型老年慢性支气管炎患者的疗效比较

类型	例数	疗效				有效率（%）
		治愈	显效	好转	无效	
单纯型	221	60	98	51	12	94.6
喘息型	182	23	83	65	11	94.0

第二节　统计图

一、统计图的概念及作用

统计图是以点的位置、线段升降、直条长短或面积大小等几何图形，将被研究事物的数量特征、内部构成、相互关系等形象地表达出来。其作用是将要说明的问题形象化，使信息一目了然，让人印象深刻、容易理解。

二、制图的基本要求

1. 根据资料的性质和分析目的，选择合适的图形。

2. 要有标题，要求能简明扼要地说明图的内容，必要时写明地点、时间。标题写在图体下方的中央位置。

3. 绘制有坐标轴的图形时，纵、横轴要有纵标目和横标目，写明所代表的事物名称，并标注单位，纵、横轴的长度比例要合适，通常以 5∶7 为宜。

4. 在同一张图内比较不同事物时，须用不同颜色或线条区别表示，并附图例说明。摆放图例的位置要与图体协调。

三、各种常见的统计图及绘制方法

统计上常见的统计图有：线图、直条图、直方图、圆图、百分条图和散点图等。各种图的适用条件、分析目的和绘制要点都不尽相同。下面将逐一介绍。

1. 线图（line graph） 是有横、纵坐标轴的图，分为普通线图和半对数线图两种。普通线图是横、纵轴都采用算术尺度的线图，而半对数线图的横轴采用算术尺度，纵轴采用以 10 为底的对数尺度。

线图的分析目的是用线段的升降来表示某事物随时间推移的发展变化情况，或某现象随另一现象变迁的情况。因此，一般来说，线图的横轴都表示的是时间。具体到普通线图和半对数线图，二者的分析目的不同，普通线图是用线段的升降表达事物的变化趋势；半对数线图用线段的升降表达事物的变化速度。

线图的适用资料：适用于随时间而连续变化的资料，变化的数据可以是例数，也可以是率。

例 8-3　某地食品卫生监测部门汇总了 10 年 1~10 月份每个月食源性疾病的累计发病数据，将其列于表 8-6 第（1）栏、第（2）栏。请绘制普通线图描述发病人数随月份的变化趋势。

表 8-6　某地 1~10 月份食源性疾病发病人数的 10 年累计资料

时间（月份） （1）	发病人数 （2）	发病人数对数值 （3）
1	60	1.78
2	79	1.90
3	85	1.93
4	227	2.36
5	362	2.56
6	292	2.47
7	471	2.67
8	562	2.75
9	693	2.84
10	458	2.66

绘制要点：①做一直角坐标，纵、横轴均采用普通算术尺度，横轴表示月份，纵轴表示发病人数，纵、横轴比例约为 5∶7。②在横、纵坐标对应数据点用线段连接，不要刻意画成平滑曲线。

由图 8-1 看出，3 月份发病 85 人，4 月份发病 227 人，相比增加了 142 人，从 4 月份开始均为增加趋势，特别是 7~9 月份是发病的高峰时间段。普通线图显示发病人数在 1~10 月份的变化趋势是不断上升的。

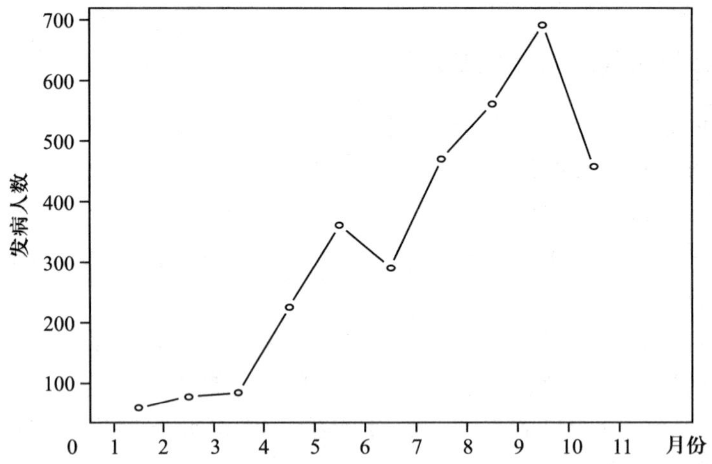

图 8-1　某地 10 年 1~10 月份食源性疾病发病人数的普通线图

当研究者更关注发病人数随月份的变化速度时，应绘制半对数线图。如用普通线图将会错误地认为疾病的发展速度很快。

例 8-4　对表 8-6 的发病人数转化成对数值，见第（3）栏，绘制半对数线图以考查该病发病人数在月份上的变化速度。

绘制要点：①做一个纵、横轴比例约为 5：7 的直角坐标，横轴为月份，采用普通算术尺度；纵轴为发病人数的对数值，故称半对数线图。②在横、纵坐标对应数据点用线段连接，不要刻意画成平滑曲线。

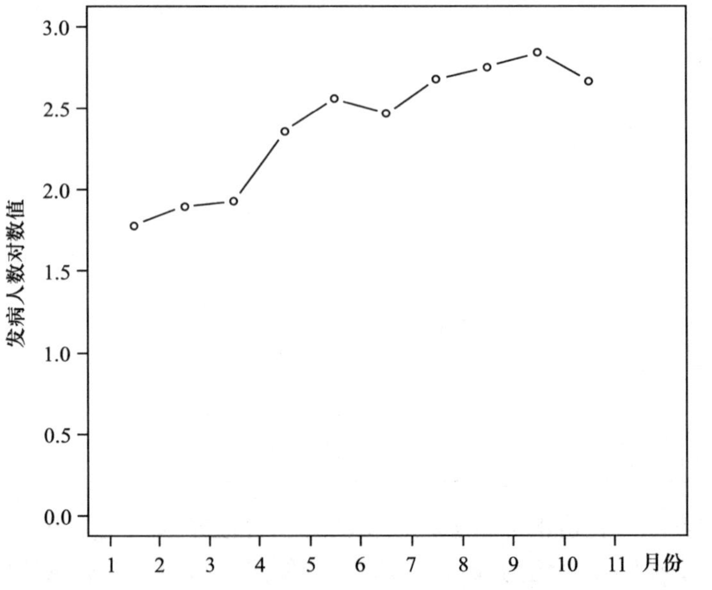

图 8-2　某地 10 年 1~10 月份食源性疾病发病人数的半对数线图

图 8-2 的半对数线图显示在 10 个月期间变化的速度平缓，曲线的坡度在慢慢走平，斜率越来越小。比较两种线图可以发现，为什么同一个资料绘出的图形不一样？这是因为普通线图用的是发病人数绝对数，绝对数间的差值较大，如 4 月与 3 月之差为 142 人（227–85=142），而半对数线图用的是发病人数对数值，同样是 4 月与 3 月之差则只有 0.43 人（2.36–1.93=0.43）。这两种线图的用途不同，纵轴的尺度不同，绘制的线条表达含义也不同，因此一定要根据分析目的正确选择。

2. 直条图（bar graph） 又称条图，是用等宽直条的长短来表示相互独立的各指标的数值大小的统计图。直条图适用于独立资料的率指标的比较，如例 8-5 是某年我国 15 岁以上城市居民 3 种循环系统疾病的患病率（‰）比较，注意：这 3 种疾病的患病率数值之间是相互独立的，彼此无关联。

例 8-5 表 8-7 是某年我国 15 岁以上城市居民 3 种循环系统疾病的患病率（‰）资料，绘制直条图进行比较。

表 8-7 某年我国城市居民 3 种循环系统疾病的患病率（‰）

疾病名称	患病率（‰）
脑血管病	19.5
心脏病	40.2
高血压	188.6

绘制要点：①直条图有横、纵轴，其中横轴是独立的分组资料，如 3 种疾病；纵轴是指标，如疾病的患病率，纵、横轴比例约为 5∶7。②注意纵轴尺度应从 0 开始，中间不要折断，否则图形就不能反映实际比例。③各直条的宽度应当相等，各条间的间隔也应相等，间隔以直条的宽度或半条宽为宜。对于复式直条图，同一组的直条间不留空隙。④为了便于比较，有时可以将直条按一定顺序排列。

由图 8-3 可见，脑血管病与心脏病对应的直条高度约为 1∶2。而在纵轴尺度不从 0 开始的错误图（图 8-4）里，会得出两个直条高度约为 1∶3 的错误印象。

直条图分为单式和复式直条图两种，图 8-3 是单式直条图，横轴上被比较的标志只有一个，即疾病。例 8-6 所绘的直条图属于复式直条图（图 8-5），它在横轴上的分类标志有两个，即疾病和性别。为了表达清楚，需要附图例说明。

例 8-6 表 8-8 是我国 2019 年城市居民恶性肿瘤和心脏病死亡率资料，绘制直条图。

表 8-8 2019 年城市居民两种疾病的死亡率（1/10 万）

疾病	男性死亡率（1/10 万）	女性死亡率（1/10 万）
恶性肿瘤	203	119
心脏病	153	143

资料来源：《2020 中国卫生健康统计年鉴》。

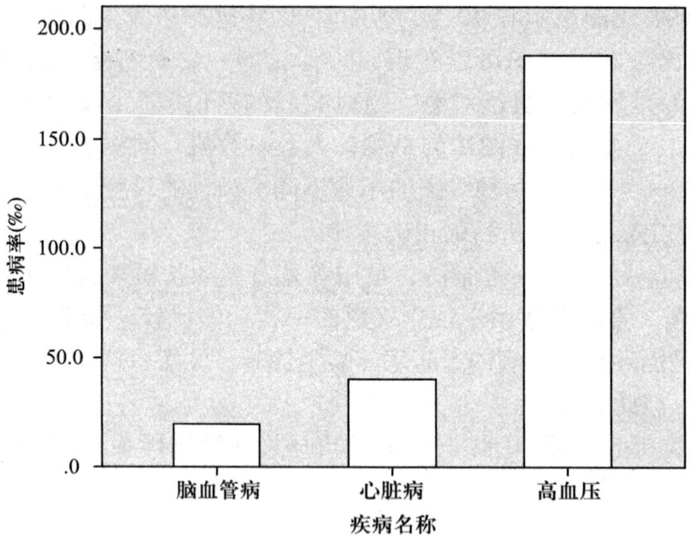

图 8-3 某年我国城市居民 3 种疾病患病率（‰）

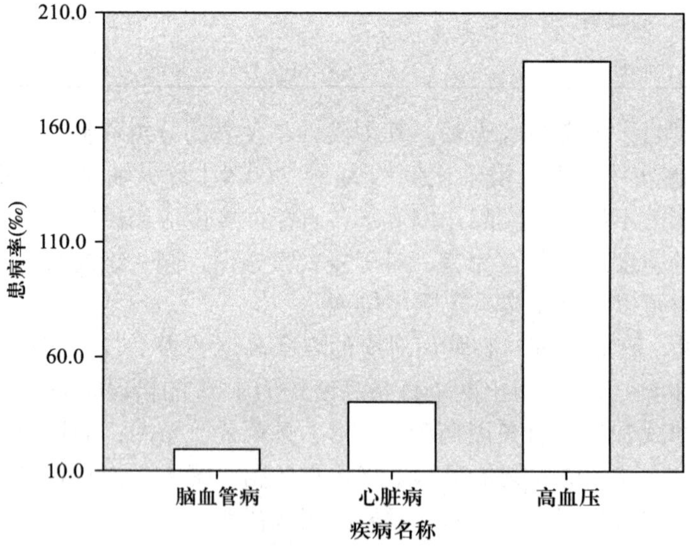

图 8-4 某年我国城市居民 3 种疾病患病率（‰）（错误）

3. 直方图（histogram） 又称频数分布图，是用面积表示某个连续变量频数分布。直方图要求资料必须是连续性变量资料，其分析目的是考查该变量的频数分布情况，看它是否服从正态分布。

例 8-7 表 8-9 为某地某校 120 名 20 岁男大学生的身高（cm）分布资料，绘制直方图（图 8-6）。

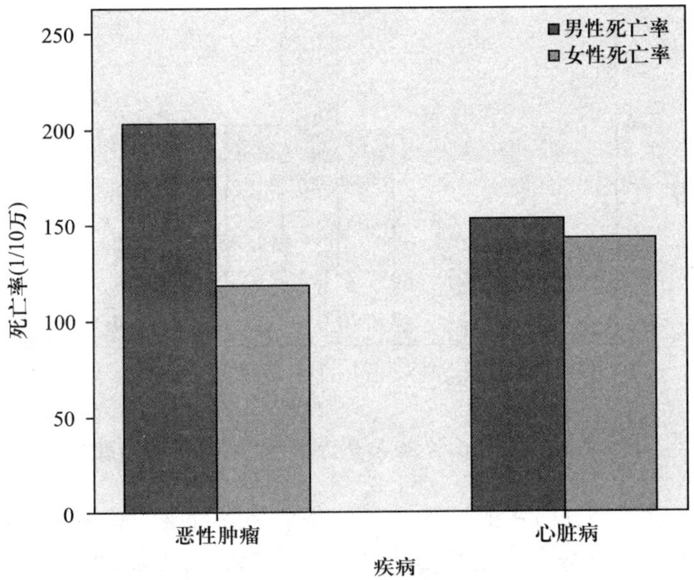

图 8-5 2019 年城市居民两种疾病的死亡率

表 8-9 某校 120 名 20 岁男大学生的身高分布（cm）

身高（cm）	人数（频数）
162~	2
164~	3
166~	10
168~	13
170~	19
172~	28
174~	20
176~	10
178~	10
180~	4
182~184	1

绘制要点：①以连续性变量的组段为横轴，相应频数为纵轴，绘制各个矩形。纵轴尺度应从 0 开始。②矩形的宽度等于组距，直条彼此间不留空隙，形成一个密闭的图形。③做图前要保证横轴上的连续性变量取值是等组段分组的，否则会得出错误的比例图。

由图 8-6 可见，该地 120 名 20 岁男大学生的身高数值的分布大致对称，趋向于正态分布。中央位置位于 173 cm 处，在这附近出现的频数最多，越往两端对应的频数越少。

4. 圆图（circle graph）和百分条图（percent bar graph） 圆图和百分条图都是表示全体中各部分比重的统计图，适用于构成比资料。其中圆图是以圆的总面积表示事物的全部，

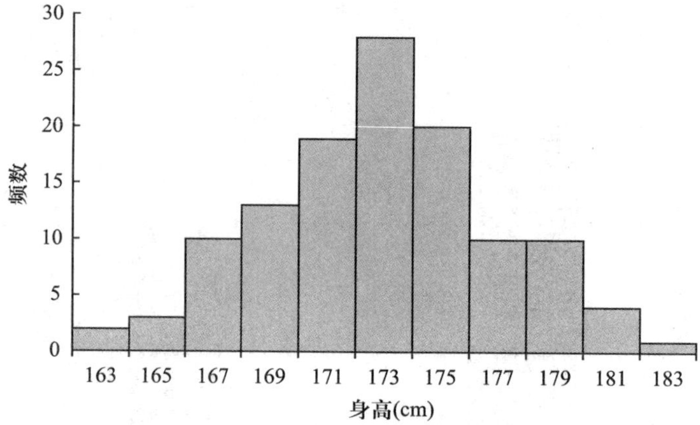

图 8-6　某校 120 名 20 岁男大学生的身高分布的直方图

圆内各扇形面积表示各部分所占的比重；百分条图是以直条的总面积表示事物的全部，直条内各段的面积表示各部分所占的比重。构成比资料既可以做圆图，又可以做百分条图，不过百分条图更适用于多组构成比的比较。

例 8-8　表 8-10 是 4 种肉禽 / 水产品的营养成分的百分比，试用圆图表示。

表 8-10　4 种肉禽 / 水产品的营养成分（%）

品别	百分比（%）					
	蛋白质	脂肪	糖类	无机盐	水分	其他
牛奶	3.3	4.0	5.0	0.7	87.0	—
牛肉	19.2	9.2	—	1.0	62.1	8.5
鸡蛋	11.9	9.3	1.2	0.9	65.5	11.2
咸带鱼	15.5	3.7	1.8	10.0	29.0	40.0

圆图绘制要点：①先画出圆形，再借助量角器画出各圆心角，一般第 1 个圆心角将圆的 12 点位置作为起点，再按顺时针方向排列各部分对应的扇形面积，度数的换算方法是将构成比乘以 3.6°。②各部分用不同颜色或图案表示，并标出相应的构成比。③在图形的外边要附图例说明各部分的含义（图 8-7、图 8-8）。

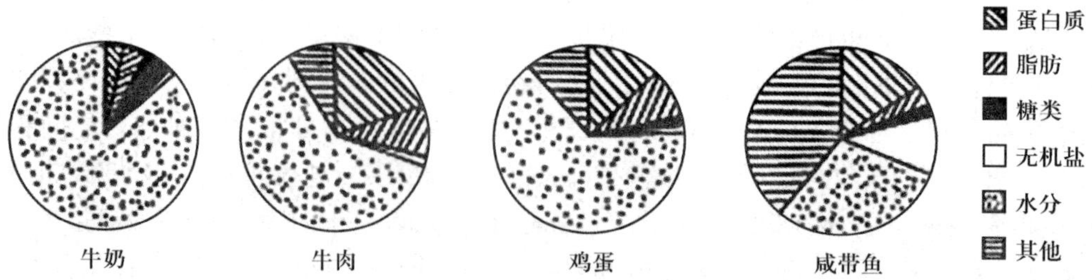

图 8-7　4 种肉禽 / 水产品的营养成分（%）（圆图）

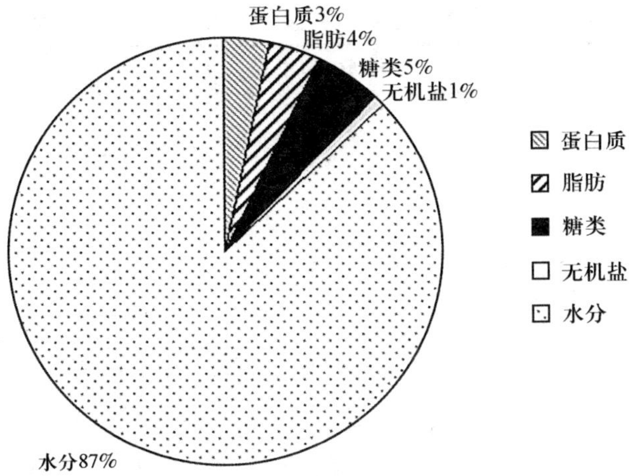

图 8-8 牛奶的营养成分（%）（圆图）

例 8-9 用表 8-10 中的 4 种肉禽 / 水产品的营养成分百分比的资料，绘制百分条图。

百分条图绘制要点：①首先确定尺度，尺度分为 10 格，每格代表 10%，总长度为 100%。然后将全体数量绘制成一直条，全长要和尺度相等，最后按资料构成比数值的大小在直条中划出相应的比例长度（由大到小或自然顺序）。②各段用不同颜色或图案表示，也可标出所占的构成比，便于直接比较。③在图形的外边要附图例说明各段的含义（图 8-9）。

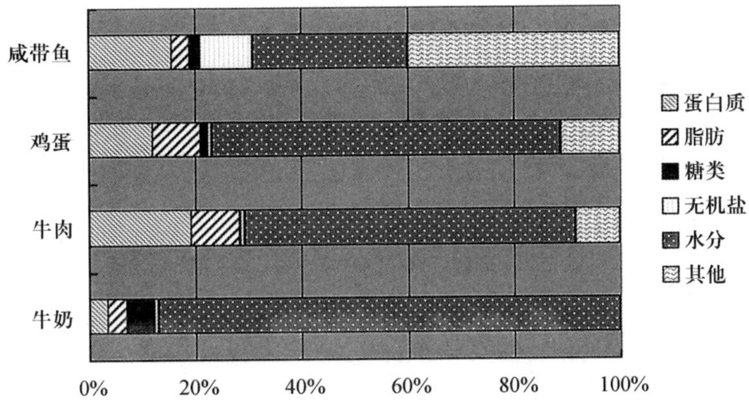

图 8-9 4 种肉禽 / 水产品的营养成分（%）（百分条图）

5. 散点图（scatter diagram） 是用点的密集程度和趋势表示两种现象（变量）间相互关系的统计图。它适用于数值型的双变量资料。其分析目的是看两个变量 X 与 Y 间是否存在线性关联或线性依存的关系。

例 8-10 某校医院测量了 12 名 18 岁女大学生体重（kg）与肺活量（L），数据见表 8-11，试做散点图。

表 8-11　12 名 18 岁女大学生体重与肺活量测量资料

编号	体重 X（kg）	肺活量 Y（L）
1	42	2.55
2	42	2.20
3	46	2.75
4	46	2.40
5	46	2.80
6	50	2.81
7	50	3.41
8	50	3.10
9	52	3.46
10	52	2.85
11	58	3.50
12	58	3.00

绘制要点：①以 X 为横轴、Y 为纵轴。在直角坐标系里，每对变量值（X，Y）会对应一个散点，这样全部的散点就成为一张散点图（图 8-10）。②由图中散点的大致分布可以粗略地看出两个变量间的相互关系，更详尽的解释请参见本书第七章线性相关与回归。

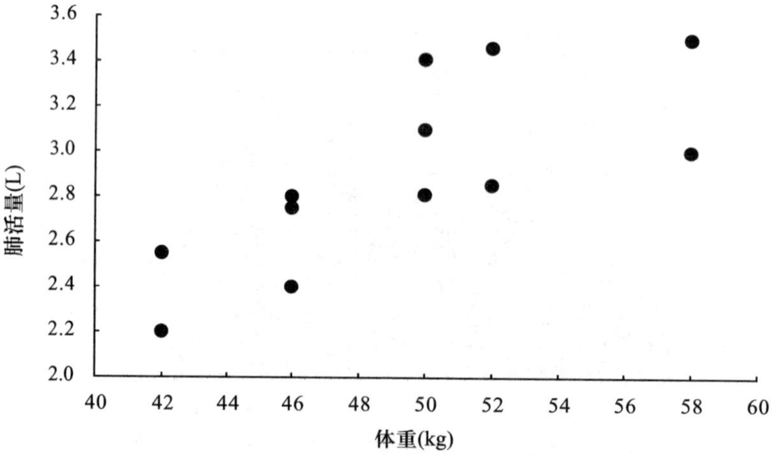

图 8-10　12 名 18 岁女大学生体重与肺活量散点图

本章小结

1. 统计表与统计图是统计描述的重要工具。统计表有利于计算、分析和对比，统计图有利于直观分析，两者应结合使用。

2. 统计表由标题、标目、线条、数字 4 部分构成。规范的统计表要求：①有贴切的标题；②横、纵标目设计合理，主、谓分明；③线条从简；④数字准确，同一指标的小数位数一致，位次对齐，表内不宜留空项。其中，表格设计的好坏，关键在于对横、纵标目的处理。

3. 统计图要有标题；纵轴和横轴要有标目并注明单位；同一幅图内进行组间比较，要有图例说明；直条图和直方图的纵轴数字要从 0 开始。

4. 常用统计图的绘制要点　普通线图与半对数线图的主要区别是，前者的纵坐标为算术尺度，后者为对数值。直条图和直方图的主要区别是，前者各直条间应留有间隔，后者直条彼此间不留空隙，形成一个密闭的图形。

5. 应按资料性质和分析目的选用适合的统计图形

图形	资料性质	分析目的
普通线图	连续性资料	用线段的升降表达事物的变化趋势
半对数线图	连续性资料	用线段的升降表达事物的变化速度
直条图	相互独立分类资料	用直条长短表达数值大小
直方图	连续性变量的频数表资料	用矩形面积表达各组段的频数（或频率）
圆图及百分条图	构成比资料	用圆的扇形面积或直条各段的长度表达内部构成比
散点图	双变量计量资料	用点的密集度和趋势表达两变量间相关关系

习题

在线答题

一、名词解释

1. 统计表
2. 统计图

二、简答题

1. 统计表和统计图在表达资料中有何特殊作用？
2. 统计表由几部分构成？基本要求各是什么？
3. 制图的基本要求有哪些？
4. 应如何根据资料性质和分析目的来选择适合的统计图？

三、单项选择题

1. 为表示某地近 20 年来婴儿死亡率的变化趋势，宜绘制
   A. 普通线图　　B. 半对数线图
   C. 直条图　　D. 散点图
2. 某医院收集了近期门诊患者的病种构成情况资料，宜绘制
   A. 直条图　　B. 圆图或百分条图
   C. 线图　　D. 直方图
3. 要表示某校 18 岁女生体重与肺活量的相关关系，宜绘制
   A. 直方图　　B. 圆图或百分条图
   C. 散点图　　D. 普通线图

4. 为了解计量资料的分布规律和类型，需要编制频数表，并绘制

A. 直方图　　B. 圆图或百分条图

C. 散点图　　D. 普通线图

5. 直条图适用于

A. 构成比资料　　B. 连续性资料

C. 各自独立的分类资料　　D. 双变量资料

6. 要求纵轴必须从 0 开始，中间不可以有折断的是

A. 百分条图　　B. 直条图

C. 散点图　　D. 线图

7. 横轴为连续性变量的组段，纵轴是各组段相应频数，还要求各组段的组距相等的是

A. 百分条图　　B. 直条图

C. 直方图　　D. 线图

8. 统计表中资料暂缺或未记录时，其空缺处通常表示为

A. 999　　B. ……

C. 0　　D. 什么也不写

（易伟宁）

第九章 调查设计与实验设计

第九章数字资源

◎ 案例 9-1

某食品卫生监督部门为了解某年某地售熟肉制品亚硝酸盐暴露水平，以及对居民产生的潜在健康风险，采用分层与整群随机抽样方法，对该地区随机抽到的4个食品监测点（2个监测点代表农村，2个监测点代表城区）中所有定点监测家庭进行膳食问卷调查。

请回答：

1. 该调查用到何种抽样方法？属于概率抽样还是非概率抽样？
2. 该调查按何种特征进行分层？分了几层？
3. 该调查按何种特征分群？在农村和城区各抽了几个群？
4. 食品监测点中的所有观察单位是什么？

◎ 案例 9-2

某县妇幼保健院为了促进婴儿生长发育，对母乳喂养的6月龄婴儿进行了一项营养配方辅食添加影响婴儿身高（cm）、体重（kg）的干预研究。研究者用简单随机抽样的方法在两个乡镇按相近的家庭经济状况、相近的养育方式、居住在农村、均是第一胎足月儿的条件抽取到60例正在哺乳期的6月龄婴儿，用随机数字表的方法随机分配到营养配方辅食组和普通辅食组，每组各30例。

请回答：

1. 该研究属于调查设计还是试验设计？为什么？

2. 上述研究设计中有关三要素的问题：①处理因素和非处理因素是什么？②受试对象是谁？③试验效应是什么？

3. 上述研究设计中有关三原则的问题：①试验组和对照组各是什么？对照组属于哪类对照形式？②共有多少样本？属于何原则？③如何做的随机分组？

本章导读

本章共有4节内容。第一节的重点难点是调查研究的概念和特点；实验研究的概念和特点；调查研究与实验研究的主要区别。

第二节的重点难点是资料收集的调查计划8个内容；调查方法的3种分类；收集原始数据的两种方式；概率抽样、非概率抽样的概念定义；4种概率抽样方法和3种非概率抽样方法的名称及其区别。

第三节的重点难点是实验设计的三要素含义及三原则含义；处理因素与非处理因素的含义；5种常用的对照形式；实验效应的含义；两种常用实验设计方法。

第四节样本含量估计是实验设计重复原则的具体操作，但这节是非必学内容。

本章带星号（*）的内容不作为考核要求。

本书第一章提到统计工作的四个基本步骤中的第一步是设计，科学的设计方案是开展研究工作的前提和依据，有关统计工作的第二步数据收集和第三步数据整理的设计方法在本章调查设计中也有详细描述。本章主要介绍调查研究和实验研究中的统计学设计。

第一节　调查研究与实验研究

根据研究者是否主动对观察对象施加干预（即处理因素），科学研究分为调查研究也称观察性研究（observational study）和实验研究（experimental study）两类。

调查研究是研究者在不施加任何干预的条件下客观地观察和记录研究对象的现状及其相关特征。例如，某研究者在没有任何干预的情况下，随机抽取某市居民购买含糖饮料的消费情况以及影响因素，通过问卷调查定义3天内购买含糖饮料的均为消费，然后计算样本的含糖饮料消费率，并可比较该样本不同年龄、性别的含糖饮料消费率是否不同。调查研究的特点为暴露因素（处理因素）不是人为设置，而是客观存在的；混杂因素（非处理因素）在各比较组间的构成也是客观存在，无法通过设计的手段去控制它们达到组间均衡。因此，只能根据专业知识在调查设计中尽可能全面地去考虑所要研究的内容（包括暴露因素和混杂因素），用合适的调查方法将它们收集上来，然后利用统计手段（如分层分析、多因素分析）去控制混杂因素对效应指标的作用。

实验研究是在人为地控制一些条件或因素的基础上，将实验对象（包括动物或人）随机分配到两种处理组，观察比较不同处理因素（或干预措施）的效应（或结果）。实验研究的特点是：①研究者能人为设置处理因素。例如，新药临床试验中的糖尿病患者被随机分为两组，研究者用盲法分别给予不同的药物干预后，观察血糖变化情况。②受试对象接受何种处理因素是由随机分配而定的。因此，实验研究与调查研究相比，其主要区别是研究过程中主动对观察对象施加干预措施，故简称干预研究；而调查研究是在无干预情况下收集资料，故称为现况研究或横断面研究。根据受试对象的不同，可将实验研究分为两类。一类是动物实验，另一类是以人为对象的实验，习惯上称试验（trial），如临床试验、社区干预试验（本章案例 9-2）。

基于上述差别，调查研究和实验研究在专业设计上各有侧重，在统计学设计上亦有不同。以下将分别介绍调查设计与实验设计在统计学方面的基本概念和内容。

第二节　调查设计

在开展调查之前，需要有一个周密的调查设计。调查设计是对调查资料的收集、整理与分析全过程的统计设想和合理安排。它是整个调查工作的先导和依据，是调查结果准确、可靠的保证。调查设计分为专业设计和统计设计两部分，本章介绍的调查设计主要为统计设计，包括以下三方面的内容：①制订资料收集的调查计划；②确定抽样方法；③制订资料的整理分析计划。

一、制订资料收集的调查计划

在资料收集的调查计划中主要确定以下 8 个内容。

（一）明确调查目的和指标

出于不同的研究需要提出不同的调查目的，大致可分为两类：①了解现实情况；②探索研究指标间的相关联系。例如，在 2022 年某地区小学生营养膳食抽样调查中，收集小学生饮食习惯资料的目的是了解饮食情况；假如在进行营养膳食调查的同时，还给小学生们进行抽血看是否贫血的话，就可以进一步讨论小学生贫血与生活饮食习惯的关系问题。

总之，在调查计划里要写清楚调查希望解决的问题有哪些，应取得什么样的资料，资料包含哪些定量和定性的分析指标等。注意：一定要将调查目的落实到分析指标。可以说，调查目的是选定指标的依据，而分析指标是调查目的的具体体现。

在设立分析指标时应注意灵敏性、特异性和客观性，并紧扣研究目的，做到少而精。建议多用灵敏度高、客观性强、精确性好的定量指标。

（二）确定调查对象和观察单位

为了确定调查对象和观察单位，必须明确而严密地定义总体，即划清调查总体的同质范围。如 2022 年某地区小学生营养膳食调查，可以将总体定义为具有本地户口又常住本地的全部小学生，观察单位是“人”。而在其他的调查里，观察单位还可以是人次、采样点、家庭或群体单位等。因为调查结果将取决于所采用的总体定义，所以要慎重。

（三）确定调查方法

根据不同的调查目的，研究者可以选用不同的调查方法。按调查涉及对象的多少分类，有普查（overall survey）、抽样调查（sampling survey）和典型调查（typical survey）三种调查方法。若按时间维度分类，调查方法也可分为现况调查和纵向调查。现况调查也称横断面调查，调查内容是指调查时即存在的情况；纵向调查重点关注的是暴露和结局存在的前后时间顺序，主要有病例对照调查和前瞻性队列调查。下面主要介绍普查、抽样调查和典型调查的概念。

普查也称全面调查（complete survey），是对调查范围内的全部观察对象（总体）进行调查。一般用于了解总体在某一特定“时点”的情况，如全国人口普查。在三种调查方法中，普查耗费的人力、财力是最大的，组织难度也最高，所以一般不会被轻易采用。

抽样调查是从总体中抽取一定数量的观察单位组成样本，然后根据样本信息来推断总体特征。抽样调查是公共卫生研究中最常用的方法，值得大力提倡和推广。注意：组成样本的那些观察单位是从总体中随机抽得的，即称为概率抽样。常用的概率抽样方法有简单随机抽样、分层抽样、系统抽样和整群抽样 4 种，在后面内容里会专门介绍它们。如 2022 年某地区小学生营养膳食调查就采用了抽样调查的方法。

典型调查是有目的地选择典型的人和单位进行调查。如调查某单位因面条引起的细菌感染性腹泻暴发，以了解感染原及细菌种类；又如调查某病的典型患者，研究其病变特点等。典型常是同类事物特征的集中表现，抓住典型，有利于对事物特征进行深入的了解。但由于典型调查没有遵循随机抽样的原则，其结果是不能用于估计总体参数的。

（四）收集原始资料的方式

收集原始资料的方式主要有直接观察法和采访法两种，经常结合使用。

1. 直接观察法　是由调查人到现场对观察对象进行问卷调查、体格检查、测量或观察来取得资料。如调查小学生贫血与生活饮食习惯的关系时，调查人员要给每个被调查的小学生抽血进行实验室检查，测定血红蛋白含量。本法取得的资料比较真实可靠，但所需人力、财力较多。

2. 采访法　是根据被调查人的回答来收集资料，常用方式有访问、开调查会、信访或互联网在线调查 3 种。

（1）访问：即通过调查人向被调查人做口头询问，将答案填入调查表。如为了收集 2005 年某地区小学生饮食习惯资料，调查人员要问被调查的小学生一些关于饮食习惯的问题。由于访问是通过口头询问作答的，所以它可以保证被调查人对问题的理解与设计要求一致和调查资料的准确性。

（2）开调查会：即利用召开知情人座谈会的方式来收集一些资料。此法有初筛和快速取得资料的作用。

（3）信访或互联网在线调查：即将调查表邮寄给被调查人请他们填好后寄回，或互联网在线填写调查表即刻反馈。此法节省人力、财力，但由于调查人和被调查人不见面，被调查人对调查问题的理解常发生与设计要求不一致的情况，一般失访较多，影响调查资料的质量。

（五）调查工具和调查问卷

1. 调查工具（instruments）　可分为“硬”工具和“软”工具两类。如尺、秤、温度计、实验室检查仪器等是“硬”工具；调查表或称问卷（questionnaire）等是“软”工具。调查工具必须标准化，以防止系统误差。工具的使用和调查结果的记录也必须标准化。以小学生贫血与生活饮食习惯关系的调查为例，调查人采用氰化高铁法测定血红蛋白含量，采血进行实验室检查全过程都遵循标准操作规范，并使用了购自正规厂家的试剂和经过校准的仪器。又如，2022 年某地区小学生饮食习惯的调查问卷在使用前要经过专家组的反复讨论，使之尽量完善（表 9-1）。

表 9-1 小学生饮食习惯调查问卷

您好！我们是 ×× 单位的工作人员，为了解健康小学生的健康生活方式，请您回答一些关于日常饮食习惯的问题，完成大约需要 15 分钟，希望您能按照实际情况回答问题，也可以拒绝。我们承诺会对您的信息进行严格保密，请配合我们做好这次调查。（前言）

问卷编号□□□□□

调查日期:____年____月____日　　　　调查时间:____时____分至____时____分

是否完成调查：是□　否□　　　　调查员签名:____________（用于核查）

（主体）

一、一般情况

1. 学号:________________

2. 性别：①男　②女　□

3. 年龄:________岁

4. 年级:________

5. 身高:________厘米

6. 体重:________千克

二、饮食习惯

1. 您每天吃早饭吗?

①每天吃　②有时吃　③不吃（跳至第 3 题）　□

2. 您吃早饭时，以下面哪一类食物为主?

①豆浆、油条　②馒头、稀饭　③牛奶、面包　④其他:________________　□

3. 您每天三餐外还吃零食吗?

①吃　②不吃　□

备注：本表仅列出部分条目。

2. 调查问卷（或称问卷）的结构　通常包括“前言”“核查”“主体”“填写说明”四部分。“前言”是说明调查目的，以取得被调查者的合作；“核查”包括调查员姓名、调查日期、调查完成情况等内容，与调查目的无关，主要用于调查的质量控制；“主体”是调查的核心内容，与调查目的有关，多由调查人向被调查人进行口头询问，并将答案填入调查问卷来完成，或者由被访者自填完成。“填写说明”是为了保证所有调查员和调查对象均能对调查项目及方法正确理解、统一认识而编写的，调查人在调查前一般要经过培训，所以填写说明不必放在问卷里。具体如表 9-1 所示，注意“前言”“核查”“主体”等字在正式问卷里不必出现。

3. 调查条目的形式　根据调查条目答案的形式，调查条目可分为开放型和封闭型两类。开放型调查条目对答案不加任何限制，由调查对象对调查条目自由回答，适于调查者不清楚答案如何以及答案很多的情况，或事先不能确定回答的范围以及预调查；封闭型调查条目是根据调查条目可能的答案，提出两个或多个固定答案供调查对象选填，常用“是”与“否”或多项选择的形式。封闭型调查条目只能得到分类资料或等级资料，而开放型调查条目有时可得到数值变量资料。可根据具体情况加以选择。如表9-1中的开放型调查条目是学号、年龄、年级、身高和体重，其余都是封闭型问题。

4. 调查条目设计应注意的问题　尽量避免术语；避免含糊的提问用词；避免双重问题；避免诱导或强制回答具有倾向性的问题；敏感问题的调查要有专门技巧。

（六）确定样本含量

如果组织的是一次抽样调查，那么在开始之前，就要把抽多少样本单位的问题给确定下来。如果抽取的数目过少，会使调查结果出现较大的误差，与预期目标相差甚远。而如果抽取的数目过多，又会造成人力、财力和时间的浪费，而且有时非抽样误差也较大。要想回答多大的样本含量比较合适的问题，就需要凭借经验或者用理论公式来估算，参见本章第四节。

（七）确定调查组织计划和预调查

包括组织领导、宣传动员群众、制订时间进度、调查员培训、任务分工与联系、经费预算、调查表格和宣传材料准备等。其中，调查员培训分为理论培训和实践培训两部分，要合理分配调查员的工作量，对他们的工作要有监督机制和质量控制措施。在进行大规模调查之前，建议做小范围的预调查，以便修改和完善调查设计。

（八）遵循伦理学原则

伦理的问题可以来自于某些调查的问题本身，也可以来自于为获得有效而可靠的资料所用的方法。调查时要获得知情同意（informed consent）和确保隐私的保护。知情同意是指在研究对象暴露于某种危险之中或丧失某种个人权益时，要征得研究对象同意。伦理原则同样适用于实验（试验）研究。

二、确定抽样方法

抽样方法根据样本是否随机获得，可分为概率抽样和非概率抽样两种具体方式。

（一）概率抽样

概率抽样是指总体中的每个观察单位可依照一定的概率被随机抽中，也称随机抽样。其优点是样本对总体的代表性较好。这种概率是已知的、可计算的。概率抽样有统计理论的依据，有办法计算和控制抽样误差，样本具有随机性，得出的调查结果是客观的。例如，将袋子里的10个红球和10个黑球混匀之后任取一个，它是红球的概率是1/2，此种抽样属于概率抽样。

常用的概率抽样方法包括：简单随机抽样、系统抽样、分层抽样和整群抽样，除了这四种方法外，还有二阶段抽样、多阶段抽样等概率抽样方法。很多情况下，也可以将两种或多种抽样方法结合在一起应用于调查研究中。各种抽样方法都是有抽样误差的，常用的这四种方法中，一般情况下抽样误差由大到小的排列顺序为：整群抽样≥简单随机抽样≥系统抽样≥分层抽样。

1. 简单随机抽样（simple random sampling）　是指把调查总体的全部观察单位进行编号后，以摸球、抽签或随机数字表的方法随机抽取一部分观察单位组成样本。

例 9-1 某班共有 30 个学生，某科考试成绩分别如下，请设计一个简单随机抽样调查方案，从中抽取 6 个学生的考试成绩。

50	53	57	58	60	61	62	65	70	73	76	77	77	78	78
79	80	80	85	87	87	88	89	89	90	92	93	94	94	95

先将 30 个考试成绩按由低到高的顺序编号，在附表 7 的随机数字表里随机指定两列，然后从上到下选小于等于 30 的随机数，假如第一个随机数是 18，那么排在考试成绩第 18 位的那个数就会被抽中，如此重复直到 6 个数都被抽完为止，其间如遇重复数字则舍去。

简单随机抽样的方法简单易懂，计算抽样误差方便。但由于在大规模的人群调查中，对总体中的所有个体进行编号是很困难的，所以限制了它的使用。

2. 系统抽样（systematic sampling） 又称为等距抽样或机械抽样。先对总体中的全部个体按一定顺序编号，假设从例数为 N 的总体中抽 n 例作为样本，据此可算出抽样距 k，k 等于 N 除以 n 以后四舍五入取整的结果。在个体号 1~N 之间随机抽取一个数字 C，则被抽中的个体号为 C、$C+k$、$C+2k$、……。系统抽样时要注意：已经排好顺序的个体不能有周期趋势或单调增（或减）的趋势，否则会使结果产生明显的偏性。

例 9-2 用系统抽样方法，从例 9-1 的 30 个考试成绩中抽取 6 个。

先将总体中 30 个学生按姓名的汉语拼音顺序或学籍号顺序编号，又算得抽样距 k 为 30/6=5，从随机数字表（附表 7）里随机抽取一个数字，如是 16，则被抽中的学生编号是 16、16+5、16+5×2、……。当 16+5×3=33 超出总人数 30 时，则从排序第一位重新循环。

3. 分层抽样（stratified sampling） 是指先按某种特征，把总体分为若干类别（统计上称之为“层”，strata），再从每一层内随机抽取一定数量的观察单位，合起来组成样本。其中，分层原则是要使层间差别越大越好，层内差别越小越好。而在每一层内抽取观察单位时可以用简单随机抽样方法，也可以用系统抽样方法。

例 9-3 用分层抽样方法，从例 9-1 的 30 个考试成绩中抽取 6 个。

首先将总体中 30 个学生成绩分成低、中、高 3 层，每层 10 个，如下所示。

低	50	53	57	58	60	61	62	65	70	73
中	76	77	77	78	78	79	80	80	85	87
高	87	88	89	89	90	92	93	94	94	95

本例共要抽 6 个成绩，如果各层观察单位数是按等比例分配的，那么每层都要抽 2 个。分别在各层中用简单随机抽样方法抽出 2 个学生成绩，所组成样本就可以满足要求。

4. 整群抽样（cluster sampling） 是先将总体按照某种特征划分为 K 个群组，每个群组为一个抽样单位，然后在 K 群组中随机抽取几个群，再对被抽取的这几个群的全部观察对象加以调查。如调查总体是某学校的所有班级（K=60），每班 50 人，整群抽样的做法是从 60 个班级里随机抽取其中的 6 个班级，调查 6 个班里面的全部学生。整群抽样的特点是抽样和组织调查都很方便，可以省时、省力和省经费。缺点是可能抽样误差较大，特别是当群与群之间差别较大时。

（二）非概率抽样

非概率抽样（non-probability sampling）是指按调查人员主观设立的标准抽选样本的方法。因为总体里每个个体被抽中的概率未知，无法做到随机化，故非概率抽样的样本推断总体是有偏性的。关于这一点，在应用中要特别注意对样本来源加以注明，调查结果所作的结论有局限性。这种抽样方法的优点是简单易行，缺点是所抽的样本有一定的主观性，其代表性不好。常见非概率抽样方法有以下几种。

1. 偶遇抽样（又称方便抽样） 是指研究者在一定时间、一定环境内所能遇见的或接触到的人均选入样本的方法。如在超市门口随意找顾客作为调查对象，或利用网络平台某个调查软件进行网上填写调查问卷。

2. 立意抽样（又称判断抽样或目的抽样） 是指根据研究人员的主观意愿、经验和知识，从总体中选择“典型”和具有“代表性”的样本作为调查对象的抽样方法。由于每个研究人员对“典型”和“代表性”的标准和把握程度都会不一样，所以立意抽样无法估计抽样误差，且推论不可靠。

3. 配额抽样（quota sampling） 是总体的观察单位按一定标志分类，然后在每个类中用偶遇抽样或立意抽样方法选取观察单位的方法，类似于随机抽样中的分层抽样。如某地的苗族居民占总人口的 30%，如果进行配额抽样，就要求样本中苗族居民也要占 30%，具体如何调查，则不作具体规定，可以随意选择，完成配额即可。

三、制订资料的整理分析计划

调查收集到的原始资料必须经过整理分析、去粗取精、去伪存真，才能揭示出事物的本质和规律性。整理分析也要有科学的计划，以便有条不紊地进行，其内容一般包括数据录入和清理、资料分组汇总方法、指标计算和统计分析方法等。

1. 数据录入和清理 调查问卷由一系列问题（或称项目）组成，有分析项目和备查项目两类。分析项目是根据研究目的要进行分析的项目；备查项目是为了方便核查而设立的，不直接用于分析的项目。数据录入是把分析项目的内容输入计算机的过程。

（1）编码调查问卷：把要分析项目中定性资料的答案编码成数字，如性别里的男 =1、女 =2。

（2）过录：把被访人的答案编码填入相应的小方格内。当预计到有些人会拒绝回答或漏答调查表某些项目时，则指定一个取值范围内的最高值，如单位数字的 9 代表“不详”。

（3）录入时：为防止和减少录入错误，要设置某些变量的取值范围，如性别的可能取值是 1、2 和 9，超出此范围计算机录入会显示错误；要设置某些变量间的跳跃，如表 9-1 饮食习惯第 1 个问题回答“不吃”的要跳过“您吃早饭时，以下面哪一类食物为主？”的问题。

（4）录入后：有些调查会采用双录入的办法，即甲、乙两位录入员录同一份资料。这样产生的双份数据文件可以用计算机做比较并指出其中不一致的地方。两位录入员同时修改然后再做比较直到完全一致为止，这样可以保证录入质量是可靠的。

此外，对录入后的数据文件可以用统计软件做些简单统计描述：如编制频数分布表、发现异常值等。还可以针对重要项目间的逻辑关系，编制核查程序，用于检查项目间的逻辑矛盾。如表 9-1 是小学生饮食习惯调查，年龄的最大值就不可能超出 15 岁，又如回答了“每天不吃早饭”的人就不会有“吃早饭，主要以牛奶、面包为主”的答案。

2. 资料的分组和分析表　分析表是陈述结果的重要形式，它可以使调查目的更加具体、明确。以 2022 年某地区小学生营养膳食调查为例，假设该地区有 1000 名小学生参与了此次抽样调查，如果调查人关心小学生们的早饭情况，除了得出一个总的比例之外，还可以做表 9-2 的分组设计。

表 9-2　某地 2022 年不同性别、年级的小学生早饭情况

年级	男生		女生		合计
	有吃早饭习惯的人数	调查总人数	有吃早饭习惯的人数	调查总人数	
一					
二					
……					
六					
合计					

分组有性质分组和数量分组两种。用于性质分组的项目，它本身就是分类别的，如年级、性别。而用于数量分组的项目属于是数值型（或称连续型）的，如身高、体重等。根据分析需要，调查人可以人为指定一个高矮标准，把全部被调查人划分为两（或三）大类，这种分组就属于数量分组。数量分组时可以根据研究目的、资料性质，适当调整分组数的多少，为了便于资料间的相互比较，还要注意尽可能采用习惯的分组方法。

得到分析表里的汇总数字（绝对数）后，可以进一步计算构成比或率等相对数指标。如表 9-2，为了揭示小学生早饭习惯形成的行为规律，除了可以比较不同年级间吃早饭学生的比例是否不同、不同性别间吃早饭学生的比例是否不同之外，还可以尝试着将他们按性别、年级结合起来分组，分析同一性别中的年级差异以及同一年级中的性别差异。在分析计划里，应说明计算这些指标的内涵和计算方法，对于不同资料类型的组间比较，应明确选择适合的假设检验方法。

第三节　实验设计

实验设计的意义在于能用比较经济的人力、物力和时间，通过合理、系统的安排，尽可能地控制系统误差，从而获得较为可靠的实验结果。

一、实验设计的基本要素

实验设计的基本要素包括处理因素、受试对象和实验效应三部分。例如，用两种降压药治疗高血压患者，观察比较两组患者血压值的下降情况。其中，降压药为处理因素，高

血压患者为受试对象，血压值为实验效应。干预研究的实验目的就是阐明某些处理因素作用于受试对象的效应（或称反应），一个明确的实验目的应该将三者间关系表达得很清晰。在做实验设计时，基本要素确定的正确与否，会直接影响实验结果。

（一）处理因素

处理因素（factor，treatment）一般是指外部施加的因素或干预措施，例如某种药物、某种新技术、某种健康教育形式。确定处理因素一般应注意以下两点。

1. 确定处理因素与非处理因素　设计时，要根据实验目的明确定义该实验的处理因素即研究因素，以及该实验的非处理因素也称混杂因素（非研究因素，或非干预因素）。例如，前面提到的两种降压药治疗高血压患者的试验，处理因素很明确，就是两种不同的降压药，非处理因素可能有年龄、性别等。因为除了降压药对血压有影响外，不同的年龄、性别降压效果也可能不同，此时，为了观察处理因素的降压效果，非处理因素在两组的构成尽可能均衡。若两种降压药组的年龄、性别构成不同，最终的降压效果则很难说清楚是降压药的作用还是混杂因素的影响。因此，设计时除了确定处理因素外，也要明确非处理因素，尽可能消除混杂因素的干扰作用。

2. 处理因素必须标准化　处理因素的标准化是指在整个实验过程中实施的干预措施应该始终如一、保持不变。如果一种药物在实验的不同时间使用不同的批号；或者由不同的人在不同的时间测量血压。这种没有统一标准、随心所欲地施加干预，所得结果是无法解释的，甚至是错误的。因此，在设计时应使处理因素标准化，并制订出保证标准化的具体措施。

（二）受试对象

受试对象（study subjects）一般分为人、动物、生物材料或物品。在实验开始前必须对研究对象的条件做严格的规定，以保证他（它）们的同质性。例如，受试对象是患者或健康人，根据研究目的和内容，要事先确定进入试验的纳入标准以及不符合试验条件的排除标准，同时还要考虑受试者的依从性。依从性是指受试者在试验过程中对于处理因素的服从程度，如按时服药等。如果受试对象是动物，也应该有明确的选择标准，例如不同实验组的受试动物的种属、性别、体重和窝别均要有可比性，因为这些条件可能会影响实验结果，必须控制一致。

（三）实验效应

实验效应（experimental effect）是处理因素作用于受试对象的反应和结果，通常以观察指标来表达，也称为结局变量。如果指标选择不当，未能准确地反映处理因素的作用，那么获得的研究结果就缺乏科学性。选择观察指标的依据是：指标应具有客观性强、灵敏度高和精确性好的特点。

观察指标可以分为主观指标和客观指标。主观指标是由受试者回答或研究者定性判断来描述观察结果，易受研究者和受试对象心理因素的影响。而客观指标则是借助仪器等工具测量和检验的结果，因此应尽量选用客观的、定量的指标。

选用的指标灵敏度高，就能使处理因素的效应更好地显示出来。指标的精确性包括准确度和精密度两层意思。准确度指观察值与真值的接近程度，主要受系统误差的影响。精密度指重复观察时，观察值与其均数的接近程度，其差值属随机误差。实验效应的指标要求既准确又精确。

二、实验设计的基本原则

实验设计的基本原则包括对照、重复和随机化三原则。根据研究目的，实验设计中的三原则考虑得合适与否如同三要素一样，将会影响实验结果。

（一）对照的原则

对照就是指在实验中设立一个能与实验组进行比较的对照组，两组除了处理因素不同外，其他非处理因素尽可能相同或相近，这就称为均衡性好。设立对照组的目的是抵消或减少非处理因素的影响，使处理因素的效应得以显露。例如，影响疾病的因素很多，除了治疗外，气候、营养、休息、精神状态等也对疾病产生影响，要使治疗的作用显现出来就必须设立对照组。

实验组通常施加某种处理因素为干预组，而对照组的形式有多种，可根据研究目的和内容加以选择。常用的有以下几种。

1. 空白对照　对照组不施加任何处理因素。例如，观察流感疫苗预防流感的效果，实验组的儿童接种该疫苗，对照组的儿童不接种任何疫苗，处理因素完全空白，然后比较两个处理组（或样本组）的流感发病率。

2. 实验对照　对照组不施加处理因素，但施加某种实验因素。例如，观察赖氨酸对儿童发育的影响，实验组的儿童在课间吃添加赖氨酸的面包，对照组的儿童在课间吃不加赖氨酸的面包。处理因素是赖氨酸，两组非处理因素（面包量）是相同的，然后比较两组的平均身高。

3. 标准对照　不设立专门的对照组，而是用现有标准值或正常值作为对照。实验研究用标准对照，应注意标准值的实验条件是否与本次实验组的条件一致，如果不一致则缺乏可比性。

4. 自身对照　对照与实验两种处理在同一受试者身上进行。例如，某人用药前的血压值作为对照，用药后的血压值为实验，然后比较用药前、后血压有多大变化。

5. 相互对照　几种处理（或干预措施）互为对照。例如，3 种方案治疗贫血，3 个方案组之间互为对照，用以比较不同治疗方案的疗效好坏。

以观察赖氨酸对儿童生长发育的影响作为例子，用两个设计方案来说明在设立对照组时应如何考虑实验组和对照组的均衡性问题。

第一个方案：在一个全托幼儿园随机抽 100 名儿童作为实验组，按要求吃添加赖氨酸的面包；在一个日托幼儿园随机抽 100 名儿童作为对照组，按要求吃不加赖氨酸的面包。经过一段时间的随访观察后，比较两组儿童的生长发育情况。这个方案的问题是两组除了处理因素（加或不加赖氨酸）不同外，其他非处理因素，如生活环境（全托和日托）也不同，设计上没有做到两组具有均衡性，因此试验结果无法比较。

第二个方案：将全托幼儿园 100 名儿童随机分成两组，50 名儿童吃添加赖氨酸的面包，50 名儿童吃不加赖氨酸的面包；日托幼儿园 100 名儿童也随机分成两组，50 名儿童吃添加赖氨酸的面包，50 名儿童吃不加赖氨酸的面包。观察结果时，将两幼儿园吃添加赖氨酸的面包的儿童合并（共 100 名），观察其生长发育情况；同样再将两幼儿园吃不加赖氨酸的面包的儿童合并（共 100 名），观察其生长发育情况。这个方案做到了均衡设计，试验组和对照组除了处理因素（加或不加赖氨酸）不同外，两组儿童在生活环境（全托和日托）的构成则是相同的，因此两组具有可比性。

（二）重复的原则

重复是指实验组与对照组的受试者要有一定的数量，即要求有一定的样本例数。如果样本例数太少，样本的代表性就差，有可能会把偶然性或巧合的现象当作必然的规律性的结果得出错误结论。如果样本例数太多，也会造成不必要的浪费。为此，在保证实验结果具有一定代表性和可靠性的条件下，确定合适的样本例数，以节约人力和经费。样本例数的计算见本章第四节。

（三）随机化原则

随机化的方法有随机抽样和随机化分配。随机抽样是指总体中每个个体都有均等机会被抽取，具体的抽样方法在调查设计中（本章第二节）介绍。随机化分配是指总体中每个个体（受试对象）都有均等的机会被分配到实验组和对照组，其优点是使实验组与对照组之间具有较好的均衡性。具体的分配方法可以用随机排列表（附表 8），也可以用抽签的方法。如预先规定奇数到实验组、偶数到对照组。当涉及大样本的实验时，可利用计算机编写程序产生随机数字。

随机化原则是提高实验组和对照组间均衡性的一个重要手段，但并不能完全保证比较组之间具有均衡性。因此，在资料分析时仍有必要进行考虑去除混杂因素的影响。例如分层分析、标准化计算、多因素分析等。

三、常用的实验设计方法

（一）完全随机设计

完全随机设计（completely random design）仅涉及一个处理因素，故又称单因素设计，简称成组设计。它是将受试对象按随机化的方法分配到各个处理组中，观察实验效应。完全随机设计可以是两个样本组的比较（如第五章例 5-3、第六章例 6-1），也可以是多个样本组的比较（如第五章例 5-8、第六章例 6-3）。各组样本例数可以相等，也可以不等，但相等时统计效率较高。

例 9-4 试将 10 只小鼠随机分配到甲、乙两组，假设甲组为实验组，乙组为对照组。

随机分配的步骤为：先将同种属的小鼠按体重编号，再从附表 8（随机排列表）中随机指定第 3 行，舍去 10~19 之间的数字，将 0~9 之间的数字依次记录在小鼠的编号下。按预先规定，将随机数字为单数者分入甲组、双数者分入乙组。

小鼠编号	1	2	3	4	5	6	7	8	9	10
随机数字	1	2	0	3	8	7	4	5	9	6
所属组别	甲	乙	乙	甲	乙	甲	乙	甲	甲	乙

随机分配的结果为：第 1、4、6、8、9 号小鼠入甲组，第 2、3、5、7、10 号小鼠入乙组。

（二）配对设计

配对设计（paired design）是将受试对象按一定条件配成对子，再随机分配每对中的两个受试者到不同处理组。配对的条件是指那些影响实验效应的主要非处理因素。例如，在动物实验中，常将种属、性别相同，体重相近的两个动物配成对子；人群试验中，常将性别相同、年龄相近的两个人配成对子。配对设计的优点是可以提高各处理组之间的均衡性。

例 9-5　试将 10 对受试者随机分配到甲、乙两个处理组。

随机分配的步骤为：先将符合纳入试验条件的受试者编号，如第一对第 1 号受试者编为 1.a 号，第 2 号受试者编为 1.b 号，余仿此。再从附表 8（随机排列表）中随机指定第 2 行，舍去 10~19 之间的数字，并规定单数取甲乙顺序，双数取乙甲顺序。

受试者编号	1.a 1.b	2.a 2.b	3.a 3.b	4.a 4.b	5.a 5.b	6.a 6.b	7.a 7.b	8.a 8.b	9.a 9.b	10.a 10.b
随机数字	8	7	6	2	5	9	0	1	4	3
所属组别	乙 甲	甲 乙	乙 甲	乙 甲	甲 乙	甲 乙	乙 甲	甲 乙	乙 甲	甲 乙

随机分配的结果为：第 1.b、2.a、3.b、4.b、5.a、6.a、7.b、8.a、9.b、10.a 号受试者入甲组，第 1.a、2.b、3.a、4.a、5.b、6.b、7.a、8.b、9.a、10.b 号受试者入乙组。

第四节　样本含量估计 *

在实践中可以用许多方法来确定样本含量，由于调查设计和实验设计的研究方法不同，样本含量的计算方法也不同。本节介绍几种调查研究和实验研究中常用的样本含量的估计方法。

一、调查研究中的样本含量估计

（一）经验法

由于样本含量受很多因素的影响，要想做到精确估计是一件十分复杂的事情。所以一些情况下可以考虑用经验法来估计样本含量。下面给出了根据总体大小，以经验确定样本量的大致范围，可以在调查设计中作参考之用。

总体大小 N	100 人以下	100~1000 人	1000~5000 人	5000~1 万人	1 万 ~10 万人	10 万人以上
样本占总体的比重	50% 以上（$n \geqslant 50$ 例）	20%~50%	10%~30%	3%~15%	1%~5%	1% 以下

（二）公式计算法

1. 估计总体均数时所需样本大小

估计总体均数的样本含量的计算公式：

$$n=\left(\frac{t_{\alpha/2}\sigma}{\delta}\right)^2 \tag{9-1}$$

式中 δ 为允许误差。σ 为估计的总体标准差，一般都是从以前的研究资料中获得。在算得 n 之前，自由度 ν 不能确定，$t_{0.05/2}$ 仍是未知的，解决的办法是先以 $Z_{0.05/2}$ 代替 $t_{0.05/2}$，用迭代法求得 n。

例 9-6 某项研究工作中，据文献检索前人资料，冠心病患者血清胆固醇（mmol/L）标准差约为 0.94。现要求对冠心病患者血清胆固醇总体均数做出估计，要求估计的总体均数与真值之间的允许误差不能超过 0.2，设双侧 α=0.05，应调查多少人？

已知允许误差 δ 为 0.2，估计的标准差 σ 为 0.94，尽管 $t_{0.05/2}$ 仍是未知的，但可以用 $Z_{0.05/2}$=1.96 来代替，代入公式（9-1）初步估计出所需样本大小为：

$$n'=\left(\frac{Z_{0.05/2}\sigma}{\delta}\right)^2=\left(\frac{1.96\times0.94}{0.2}\right)^2=85$$

由此，可得自由度 $\nu=n'-1=84$，查表得 $t_{0.05/2,84}=1.99$，则

$$n''=\left(\frac{t_{0.05/2,84}\sigma}{\delta}\right)^2=\left(\frac{1.99\times0.94}{0.2}\right)^2=88$$

由于继续迭代的结果仍为 88，所以本例应调查 88 人。

2. 估计总体率时所需样本大小

估计总体率的样本含量的计算公式：

$$n=\frac{Z^2_{\alpha/2}p\,(1-p)}{\delta^2} \tag{9-2}$$

式中 δ 为允许误差。如果估计的 p 是一个范围，那就应该取其中最靠近 50% 的值。假定估计的 p 在 10%~30%，则取 p=0.30；假定估计的 p 在 40%~80%，则取 p=0.50；如果对 p 一无所知，则取 p=0.50。

例 9-7 某村庄共有 4000 名儿童，某研究在该村庄随机抽取 50 名儿童，发现有 30 名儿童患有蛔虫病。为了开展集体驱虫治疗，需要较准确地估计该村儿童的蛔虫病患病率。根据以上结果，按 95% 的置信区间，误差 δ 不超过 5% 的要求，估计利用简单随机抽样，至少应抽取多少样本？

已知允许误差 δ 为 0.05，蛔虫病患病率的估计值 p=30/50=0.8，置信区间为 0.95，故 $Z_{0.05/2}$ 等于 1.96，代入公式（9-2）计算得：

$$n''=\frac{Z^2_{\alpha/2}p\,(1-p)}{\delta^2}=\frac{1.96^2\times0.82\times0.2}{0.05^2}\approx369$$

所以本例至少需要调查 369 人才能较准确地估计该村儿童的蛔虫病患病率。

这里介绍的两个样本含量的估计公式，都只适用于简单随机抽样或系统抽样方法选择样本时。如果采用的是分层抽样或整群抽样方法，样本量的估计会比较复杂，有兴趣的可参阅有关专业书籍。

二、实验研究中的样本含量估计

（一）两样本均数比较

两样本均数比较的样本含量按式（9-3）计算。

$$n_1=n_2=2\left[\frac{(t_\alpha+t_\beta)S}{\delta}\right]^2 \quad (9\text{-}3)$$

式中 n_1 和 n_2 分别为两样本所需例数，一般假设其相等；S 为两总体标准差的估计值，一般假设其相等；δ 为两均数的差值；t_α 和 t_β 由附表 2、t 界值表（$\nu=\infty$）查得。t_α 有单侧和双侧之分，一般都取双侧值，t_β 只取单侧值。

例 9-8　某地拟用 A、B 两种方案治疗贫血患者。根据预实验估计两种方案治疗后，A 方案组血红蛋白含量较治疗前增加的平均数为 18（g/L）；B 方案组血红蛋白含量较治疗前增加的平均数为 13（g/L），设两方案的标准差均为 10（g/L）。设双侧 $\alpha=0.05$，$\beta=0.10$。每组需要观察多少例？

本例，$\delta=18-13=5$；$S=10$；双侧 $\alpha=0.05$，$t_{0.05}=1.96$；$\beta=0.10$，$t_{0.10}=1.282$ 代入式（9-3）。

$$n_1=n_2=2\left[\frac{(1.96+1.282)\times 10}{5}\right]^2=84$$

故可认为每组需要观察 84 例患者。

（二）两样本率比较

两样本率比较的样本含量按式（9-4）计算。

$$n_1=n_2=\frac{(t_\alpha+t_\beta)^2\times 2p\ (1-p)}{(p_1-p_2)^2} \quad (9\text{-}4)$$

式中 n_1 和 n_2 分别为两样本所需例数；p_1 和 p_2 为两总体率的估计值；p 为两样本合并率，$p=(p_1+p_2)/2$；t_α 和 t_β 的意义同前。

例 9-9　拟研究某种新型防龋牙膏的效果，已知一般儿童中龋齿发生率约为 30%，要求新型牙膏能使龋齿发生率降至 10%，设单侧 $\alpha=0.05$，$\beta=0.10$。每组需要观察多少儿童？

本例，$p_1=0.3$，$p_2=0.1$，$p=(0.3+0.1)/2=0.20$；单侧 $\alpha=0.05$，$t_{0.05}=1.645$；$\beta=0.10$，$t_{0.10}=1.282$ 代入式（9-4）。

$$n_1=n_2=\frac{(1.645+1.282)^2\times 2\times 0.2\times(1-0.2)}{(0.3-0.1)^2}=68.5\approx 69$$

故可认为每组需要观察 69 例儿童。

本章小结

1. 根据研究者是否主动对观察对象施加干预（即处理因素），科学研究分为调查研究和实验研究两类。调查研究是指在不施加任何干预的条件下客观地观察和记录研究对象的现状及其相关特征。实验研究是指在人为地控制一些条件或因素的基础上，将实验对象随机分配到两种处理组，观察比较不同处理因素的效应（结局变量）。

2. 调查设计是对调查资料的收集、整理与分析全过程的统计设想和合理安排。它是整个调查工作的先导和依据，是调查结果准确可靠的保证。调查设计分为专业设计和统计设计两部分，本章介绍的调查设计主要为统计设计，包括三方面：①制订资料收集的调查计划；②选择抽样方法；③制订资料的整理分析计划。

3. 常用的概率抽样方法有简单随机抽样、系统抽样、分层抽样和整群抽样，可单独或联合使用。各种抽样方法都是有抽样误差的。非概率抽样方法有偶遇抽样、立意抽样和配额抽样。概率抽样和非概率抽样的主要区别为样本是否随机获得，前者是随机抽样，故样本对总体的代表性较好；后者无法做到随机化，故样本对总体的推断具有偏性。

4. 实验设计的意义在于能用比较经济的人力、物力和时间，通过合理系统的安排，尽可能地控制系统误差，从而获得较为可靠的实验结果。实验设计的基本要素包括处理因素、受试对象和实验效应三部分。实验设计的基本原则包括对照的原则、重复的原则和随机化的原则三部分。

5. 常用的实验设计方法有完全随机设计和配对设计。完全随机设计仅涉及一个处理因素，故又称单因素设计，简称成组设计。它是将受试对象按随机化的方法分配到各个处理组中，观察实验效应。配对设计是将受试对象按一定条件配成对子，再随机分配每对中的两个受试者到不同处理组。配对的条件是指那些影响实验效应的主要非处理因素。

习题

在线答题

一、名词解释

1. 简单随机抽样
2. 非概率抽样
3. 自身对照
4. 实验效应

二、简答题

1. 调查设计包括哪三方面的内容？
2. 资料收集的调查计划中的主要 8 个内容是什么？
3. 调查研究和实验研究有何区别？
4. 调查计划中有哪 3 种调查方法？
5. 实验设计中处理因素和非处理因素的区别是什么？

三、单项选择题

1. 调查问卷的主体结构是指
   A. 介绍调查的研究目的
   B. 研究者主观意愿设置的条目
   C. 用于质量控制的核查条目
   D. 与研究目的有关的调查内容
2. 与调查内容发生时间无关的三种调查方法是指
   A. 普查、抽样调查、病例对照调查
   B. 普查、抽样调查、队列调查
   C. 普查、抽样调查、典型调查
   D. 抽样调查、病例对照调查、队列调查
3. 常用的四种概率抽样方法是
   A. 单阶段抽样、二阶段抽样、多阶段抽样和偶遇抽样
   B. 简单随机抽样、系统抽样、分层抽样和整群抽样
   C. 简单随机抽样、系统抽样、分层抽样和偶遇抽样
   D. 简单随机抽样、系统抽样、配额抽样和整群抽样
4. 为及时修改和完善调查设计，在正式调查前建议做小范围调查是指
   A. 全面调查　　B. 成组调查
   C. 预调查　　D. 配对调查
5. 按相等的抽样距离，从例数为 N 的总体中抽 n 例样本，该抽样方法是
   A. 系统抽样　　B. 简单随机抽样
   C. 分层抽样　　D. 整群抽样
6. 实验设计中要考虑的三个基本要素是
   A. 随机化分组、均衡对照、足够的观察对象
   B. 精密度、准确度、灵敏度
   C. 处理因素、受试对象、实验效应
   D. 统计描述、假设检验、参数估计
7. 实验设计的三个基本原则是
   A. 随机化分组、均衡对照、足够的样本量
   B. 精密度、准确度、灵敏度
   C. 处理因素、受试对象、实验效应
   D. 统计描述、假设检验、参数估计

（康晓平　易伟宁）

第十章　科研论文写作简介*

科研论文的写作是食品卫生与营养健康研究和实践过程的重要组成部分，对于总结、记录食品卫生与营养健康领域的研究成果、交流相关知识起到非常重要的作用。优秀的论文要求内容真实、结果可靠，在理论上对实践有指导意义。本章将对科研论文的基本格式和科研论文中的统计表达进行简要介绍，并附一个实例作参考。

第一节　科研论文的基本格式

目前，科研论文的撰写普遍采用国际医学期刊编辑委员会推荐的《生物医学期刊对投稿的统一要求》，我国的国家标准《科学技术报告、学位论文和学术论文的编写格式》（GB/T 7713—1987）早在 1988 年正式实施。在实施中，各类科学期刊、杂志都有具体的要求。一篇完整的科研论文大的框架是由前置和正文两部分组成。前置部分包括：题目、作者署名和单位、摘要、关键词；正文部分包括：前言、材料和方法（对象与方法）、结果、讨论、结论、致谢和参考文献等。

一、题目

题目是对科研论文主要内容和中心思想的高度浓缩和概括，也是方便读者筛选阅读论文的重要依据，一个好的题目能对论文起到画龙点睛的作用。题目通常是由一个或几个并列的名词加上必要的修饰词语组成的，其基本内容可以包含论文的主题、方法或结论等。好的题目不但要求能具体、确切表达论文的内容，而且要求简短精炼，原则上一般以不超过 20 字为宜。有时，如果题目要表达的内容过长，有必要进行补充说明，可以考虑使用副题，并用破折号与主题分开。值得注意的是，研究者赋予题目的含义不可过大。

二、作者署名和单位

作者署名和单位指明了科研成果的归属，同时也是文献检索和引用参考文献的需要，方便读者联系。署名是一项十分严肃的问题，应使用本人的真实姓名，同时作者的资格应具备下列条件：①参与选题与设计，或资料的分析和解释者。②起草或修改论文中的主要内容者。③能对将出版的清样做最后认可者。

在实际工作中，如果作者在 2 位以上，一般按照对研究工作的参与程度和贡献大小依次排列，每位作者姓名之间空出一格。而不符合该要求的参与者，经作者的同意，可在“致谢”中提及。作者署名有两种形式：由个人完成的研究论文采用个人署名；如果研究论文是由一个研究集体共同完成，可署上该集体，但应注明执笔者，以明确责任、方便联系。

三、中文（英文）摘要

摘要是对论文内容精确扼要的表达，着重说明研究工作中取得的主要成果和观点。它为读者阅读和检索文献提供了方便，也有利于二次文献的加工和整理。一般摘要放在论文正文之前，文字在300~400字为宜，为了方便与国外读者的交流，可以同时提供英文摘要。

目前医学期刊大多采用结构摘要，主要包括四个部分。①目的：简单说明实验或调查的目的，问题提出的缘由，研究的范围。②方法：简单说明调查或实验的基本设计、研究对象、数据的收集方式、实验材料和方法、如何进行分组对照，以及采用的统计学方法。③结果：简要说明调查或实验结果和具体数据及其统计学意义，概括新观点，说明其价值和局限性。④结论：简单说明实验或调查得出的观点及其理论意义和应用价值等。

四、关键词

关键词是指能够突出体现实验或调查核心内容的中心词。其目的是方便读者对科学文献的标引和检索。一篇论文可选3~5个关键词。关键词的选择可以参考美国国立医学图书馆编写的《医学索引》和中国医学科学院图书馆翻译的《医学主题词注释字顺表》等。选出的关键词之间可以空格或用分号，但最后一个词的末尾不加标点符号。

五、论文正文的书写方法

研究论文的正文写法采用相对固定格式的“四段式”，包括前言、材料与方法（对象与方法）、结果和讨论四个部分。

（一）前言

前言亦称导言、引言、序言等，是论文正文的开头部分，通过对文章主要内容的简要说明，向读者交代研究课题的背景和研究的预期目的等，能够起到提纲挈领的作用。要注意前言文字尽量要少而精，切忌空话大话、长篇大论，点明主题即可。如果是投稿的论文，不宜做详细的历史回顾和综述。前言的内容可以包括以下几个方面：①调查或实验内容的背景资料，可以适当引用相关最重要的参考文献。对该研究领域的起源、历史、现状和动向加以阐述，包括已经取得的成绩和尚存的问题。②调查或实验的目的，即交代清楚本次研究要说明的问题，以及理论意义和应用价值等。③调查或实验中采用的研究方法及其资料来源等。

（二）材料与方法（对象与方法）

材料与方法（对象与方法）是通过对实验对象、方法、仪器（以圆括号注明生产单位）及实验步骤等进行详细描述，不仅方便他人重复实验结果，而且为增强论文的真实性和可靠性提供了确实的依据。它是科学研究的基础、科研论文的主要依据和阐明论点的重要前提。

其内容包括以下几点。①研究对象条件：详细写明调查或实验对象的确定和排除标准（如调查人群的来源及选择标准，疾病的诊断和分型标准，或实验动物的名称、种类、数量、来源、性别、年龄等）。②研究设计方法：详细写明研究方法的类型及具体的设计方案，包括调查或实验方法、研究指标的确定、对照组的设立、样本量的估计、样本收集的方法等。③研究步骤与材料：详细描述研究步骤、研究所用材料的批号、仪器的型号等。④研究背景条件：详细描述被调查地区的大小，地区的地理、气象或自然特征，医院规模等。⑤研究数据的统计处理方法：详细写明资料录入、校对方法、统计分析方法和软件名称等。

若是调查报告还要对质量控制措施，如调查员的培训方法、核查数据的方法等予以详细的说明。

（三）结果

研究结果是论文的核心部分，要求将研究、观察、收集的原始资料和数据进行统计学处理和分析归纳，通过使用文字、统计图或统计表等客观形式，归纳描述调查或实验获得的结果。调查或实验结果在内容上是客观的，不容许有任何主观偏见歪曲客观事实。

结果的写作要求具体如下。①准确无误：正确选择统计方法，反复核对原始资料，以保证处理方法、资料录入及结果的准确。②实事求是：如实反映研究结果，不按研究假设或主观愿望随意更改和编造调查或实验数据及结果。③重点突出：结果的内容要求重点描述研究中取得的新成果、新观点。④图表简洁、美观：统计图、统计表要求简单明了，应避免过多的重复。如果是投稿的论文，统计表和统计图一般不宜过多。

（四）讨论

讨论是对调查或实验研究的数据及结果资料进行分析、综合判断的部分，并且从理论认识上对结果进行更为深入的探讨。其目的是揭示研究结果的理论意义和研究对象与研究因素之间的内部联系及其规律性，解释其产生的原因，并围绕研究目的，明确说明是否证明原先提出的联系及假说；揭示研究中的新观点和新概念，及其理论和实践意义；揭示研究中存在的缺陷和不足，并做出实事求是的评价，提出今后的研究方向。

讨论中通常以研究者的研究结果作为基础，通过引证国内外最新的文献资料和研究进展来证明研究者的观点，或将研究结果与其他研究者的研究进行比较，从而提出新的观点和概念，使研究更进一步。通过研究结果的比较，进一步肯定其他研究者的见解和理论，或否定他人的假说或结论，并提出疑问。

讨论中需要注意尽可能多地查阅相关文献，以求结合现有最新研究结果进行讨论。应实事求是地讨论和评价自己和他人的研究结果，切忌贬低他人、抬高自己，不要脱离研究结果随意下结论。

六、致谢

致谢是对给予实质性帮助而又不能列为作者的单位或个人表示谢意。致谢的对象可以包括以下人员：①在研究中协助完成或提供便利条件者；②曾给予技术性帮助者；③对研究提供资助者；④对研究做出贡献的其他需致谢者。

七、参考文献

参考文献是研究论文中一个必不可少的组成部分，在论文的最后罗列出研究工作参考过的主要文献目录，以直接阅读文献为主，避免间接转引。它为课题研究提供了相关的依据，表明了对他人劳动成果的尊重，也给读者提供了检索、阅读原始文献的必要信息。参考文献按中国国家标准 GB/T 7714—2015《信息与文献 参考文献著录规则》采用顺序编码制作著录格式，有温哥华格式和哈佛格式。国内生物医学期刊多数采用温哥华格式。温哥华格式可以按期刊和书籍分为两种表达方式。

（1）期刊：序号 作者姓名．文章题目［J］．期刊名称，出版年，卷次（期次）：起止页．

例如：1. 阎正，蒋守规．微量注射进样火焰原子吸收法测定耳血全血锌、铜及幼儿正常参考值的获得［J］．光谱学与光谱分析，1993，13（2）：71-72.

（2）书籍：序号 作者姓名．书名［M］．版次．出版地：出版社，年．起止页．

例如：1. 颜世铭，洪昭毅，李增禧．实用元素医学［M］．郑州：河南医科大学出版社，1999：107-112.

第二节 科研论文中的统计表达

科研论文中的内容如果是抽样研究的结果，而且是经过调查设计或实验设计收集得到的样本，这些样本数据通常需要做统计学处理。现将科研论文中涉及到有关统计表述的内容简要介绍如下。

一、摘要

摘要是对论文核心内容的浓缩，简单扼要叙述研究目的、方法、结果、结论四个部分。其中，方法部分必须清楚地写明数据是如何取得及做了何种统计学处理；结果部分的表达要有主要统计量的数值（如 t 值、χ^2 值、r 值等）、假设检验结果（P 值）及置信区间等内容。

二、材料与方法

除了专业描述，有关统计学描述的内容有以下几项。

（1）研究对象条件：研究对象的确定和排除标准，研究对象的来源和选择方法，以及样本含量及估计该样本含量的依据。

（2）研究设计方法：明确地写明研究类型（如调查或实验），具体设计方案以及资料的收集过程。如调查须详细描述研究类型（现况调查、回顾性调查、前瞻性调查等）、对照的选择及配对方法、实际接受调查的比例等；实验须详细描述研究对象的分组条件、干预措施、特定的随机化法的运用等。

（3）数据的统计处理方法：统计方法很多，不需要全部列出，也不能简单给出 t 检验、χ^2检验。而是要根据本次研究的设计方案、数据类型和统计指标，给出具体的统计分析方法。例如，如果是配对设计的动物实验，有平均数的比较，也有相对数指标的比较，统计分析方法就应该具体写配对设计的 t 检验和配对 χ^2 检验，而不能笼统地只写 t 检验、χ^2 检验。同时要给出检验水准，一般用 α=0.05。研究中用到的统计软件名称和计算机程序（如 SPSS、SAS 等）也要写明。如果不是用常见基本统计方法，最好列出统计方法的计算式和统计指标，注明参考文献，以方便读者查阅和重复研究。

三、结果

研究结果是论文的核心部分，通常是用相关的统计指标及统计表和统计图表达。

（一）统计量的表达

计量资料的统计量一般是计算平均数和离散指标。如果资料的总体分布服从正态分布则计算算术均数和标准差，表达形式为（$\overline{X} \pm S$）或（$\overline{X} \pm SD$）。例如，4 ~ 12 个月婴儿全血锌的平均水平为（49.36 ± 12.70）μ mol/L。如果资料是偏态分布或分布形态不明确，则计算中位数 M 用于表示平均水平，计算四分位数间距 Q 用于表示离散程度，表达形式为（$M \pm Q$）。

计数资料的统计量一般是计算相对数指标。根据研究目的和设计方案，在结果部分同时可以有率的指标和构成比指标，也可以二者之一。一般情况以百分数（%）的形式表达。

如果是两组或多组统计指标间的比较，一般都将统计指标列入表格中，以统计表的形式来表达。

（二）假设检验的结果表达

假设检验的结果一般要求提供确切的 P 值和检验统计量的实际值，如 t 值、χ^2 值、r 值等。在给出假设检验结果的同时最好也能提供总体参数的 95% 置信区间，这样做的目的是为结果的解释多提供信息。无论何种样本统计指标的比较，如均数、率、相关系数等均要做假设检验，而无论检验结果是否显著，均应列在统计表里，这样如实表达研究结果，对今后同类研究可以提供验证的依据。

P 值在传统上取 0.05 或 0.01 两个界值。现在很多数据都是用计算机统计软件处理，统计软件的计算结果都有确切的 P 值，因此提倡用精确的 P 值表达结果，如 P=0.43，由此可以表明该结果没有统计学意义。因为在前面方法部分已经定义检验水准 α=0.05，用计算得到的 P 值与 α 值比较，$P>0.05$，所以是没有统计学意义的。

对于检验结果的统计解释，如果 $P<0.05$，可以说两个均数（或两组阳性率）的差值有统计学意义，但不能说两个均数（或两组阳性率）有显著性的差异。因为有无显著性的差异不是统计学的结论，而是专业结论。要了解这种说法的理论基础请见本教材第五章。

（三）统计表

统计表是用表格的形式列出所分析的数据和指标，具有简洁明了、对比性强的特点。现在最常采用是国内外统一的“三线表”。如何绘制正确的统计表请见本教材第八章。

研究论文中统计表常见错误有三类：①第一类是对统计表的结构、格式等规律缺乏清晰的概念，容易导致主谓颠倒、项目残缺、结构凌乱。②第二类是缺乏编制表格的技术，不能准确地利用专业知识的内在规律将指标进行组合，准确表达数字的含义。故表格内容复杂，不是过繁、过简就是重复。③第三类是没有处理好文字、图、表三者之间的关系。原则上，文字是对统计表和统计图中表达的重要内容做概括性的描述与分析。

（四）统计图

统计图是研究结果中辅助文字形象化的表达形式，它可直观地表达研究结果，尤其是用来表示文字难以说清楚的内容，显示变化的特殊性和规律性。

根据各种研究资料的性质和分析目的，选择适当的统计图。通常需要表示变化趋势的资料，宜采用统计图的形式。

（五）数据的精确度

数据的精确度对研究结果具有非常重要的影响。表达均数、标准差以及其他统计量时，应和原始数据记录的精确度一致。均数的有效位数通常小于等于原始数据的有效位数，但标准差或标准误有时可以多增加一个位数。同时论文中平均数和标准差的小数点后的位数应该取得一致，如 6.2 ± 0.44，应写成 6.2 ± 0.4，百分比一般只保留一位小数。

注意，这些要求仅适用于表达最终的统计结果，数据在分析之前或分析过程中不能舍入。另外，在表达 t 值、χ^2 值或 r 值时，小数后保留 2 位。关于数字用法也可参照投稿杂志期刊的具体要求。

（六）常用专业术语

研究论文中常用到的专业术语，如：统计量、变异系数、置信区间、概率、发病率、患病率、参数、方差分析、灵敏度、特异度等，要注意不能作为普通名词使用。

四、讨论

论文的讨论以课题研究结果为基础，所以对于统计推断结果的理解就显得尤为重要。

一般认为由结果得出的结论应包括统计结论和专业结论两部分。统计结论必须和专业结论有机结合，才能客观、准确地得出研究结论。例如，在药物疗效的实验中，有时统计检验结果显著并不意味着临床上的疗效一定显著。在实际研究工作中，有时会出现样本数据少，使得原本疗效显著的资料出现统计结果不显著；相反，疗效差别很小时，大样本数据也可能使统计结果显著。通常出现这些情况的原因是：①往往存在错误判断的危险性，P 值越小错误判断的危险性越小；②显著性检验为定性的检验结果，专业是否有意义，还要看统计量的大小。

所以假设检验的解释应有：①依据相关专业背景知识，对假设检验结果做出客观合理的解释。②将置信区间一起列出，置信区间有解释实际意义的功能，有助于显著性检验结果的解释，在小样本的情况下尤其如此。③应当正确解释“差别有统计学意义”，不能理解为差异大。④在下结论时不能绝对化，因统计结论具有概率性质，不宜用“肯定”“一定”“必定”等词，在论文中，现在通常列出检验统计量的确切值。

在论文中，要充分考虑在研究设计阶段和实施阶段可能出现的缺点和不足，在文章中给予指明。并对这些结果和解释可能产生的影响给予考虑，以便他人重复和改进。

附：论文示例节选（摘自中国食品卫生杂志，2021，33（1）：58-64.）

食品安全相关人群食品安全知识、态度和行为横断面调查

×××，×××，××，××，×××
1. 四川大学华西公共卫生学院，四川　成都 610041；
2. 国家食品安全风险评估中心，北京 10022

【摘要】**目的**　了解食品安全相关人群的知识、态度和行为（KAP）现状并探讨其影响因素，为实施改善食品安全状况的具体措施提供参考。**方法**　本调查采用多阶段分层随机抽样的方法对我国15个省/直辖市/自治区抽取食品从业人员、食品专业技术人员以及食品监管人员，共计18802名。采用网络调查法对三类人群进行食品安全KAP问卷调查，并采用SPSS 21.0数据分析软件进行统计分析。**结果**　食品安全KAP得分由高到低依次为：食品从业人员（79.51 ± 11.71）、食品监管人员（74.33 ± 11.23）、食品专业技术人员（66.88 ± 15.28），……。一年内参加过培训的三类人群KAP得分均高于未参加培训的人群，差异有统计学意义（$P<0.05$）。**结论**　（略）。相关用人单位应根据不同人群当前食品安全KAP方面的薄弱环节及其影响因素采取有针对性的措施，提高三类人群的食品安全KAP水平，进而保障食品安全状况。

【关键词】食品安全；知识；态度；行为；食品从业人员；食品专业技术人员；食品监管人员

中图分类号：R155　**文献标识码**：A　**文章编号**：1004-8456（2021）01-0058-07

DOI：10.13590/j.cjfh.2021.01.012

食品从业人员、食品专业技术人员、食品监管人员缺乏食品安全知识和防范意识是出现食品安全问题的主要原因之一[1-2]。近年来我国开展的食品安全知识、态度、行为（knowledge，attitude and practice，KAP）调查存在样本量小、样本来源局限、调查对象单一（多为食品从业人员）等问题。为深入了解我国食品安全相关人群（包括食品从业员、食品专业技术人员、食品监管人员）的食品安全KAP现状，本研究在我国东北地区、东部地区、中部地区、西部地区对上述三类人群共18802名开展食品安全KAP横断面调查。

（略）

1　对象与方法

1.1　调查地区与对象

1.1.1　地区（略）

1.1.2　对象

以食品行业中食品从业人员、食品专业技术人员、食品监管人员三类人群为调查对象。食品从业人员是指食品生产经营企业中的从事生产经营作业的人员，选取乳制品、水产品、畜禽屠宰加工以及餐饮业四类风险关注度相对较高的行业进行调查；食品专业技术人员是指从事食品理化、微生物等检验的实验室工作人员和非实验室工作的专业人员，包括

卫生健康部门、市场监管部门、农业部门、海关以及第三方检测机构和企业人员；监管人员是指从事食品生产加工、流通、餐饮领域等监督管理的人员。

1.2 方法

1.2.1 调查对象抽取

预调查发现调查对象食品安全测试总体正确率 p 约为 0.74。参照此结果，已知设计效应 *deff* 为 3，在允许抽样误差 e 为 0.05、t 为 1.96 的水平下，代入公式（略）计算得到估计样本量为 887 例。考虑到实际问卷作答过程中可能会有无效问卷，为保证收集到有效问卷的数量达到最低样本量的要求，本调查计划每类人群在全国范围内抽取约 2000 名，三类人群均采用多阶段分层随机抽样的方法抽取调查对象。

（略）

1.2.2 调查内容与评分标准

1.2.2.1 问卷设计（略）

1.2.2.2 问卷内容

问卷内容分为一般人口学特征、食品安全 KAP 四个部分。食品从业人员的问卷主要包括食品一般知识、生产加工、储藏运输等侧重操作性的问题，食品专业技术人员的问卷侧重实验室操作、食品安全风险评估等较专业的问题，食品监管人员的问卷主要包括食品安全法规标准、监督管理等侧重管理的问题。

1.2.2.3 评分标准

问卷中一般人口学特征部分的题目不计分数。知识类题目分为单选题和多选题，单选题答对得 1 分，多选题完全答对得 2 分、漏选得 1 分，多选、错选不得分。态度和行为题分为赋分题和非赋分题，非赋分题不计分，赋分题计 1 或 2 分。10 套问卷中各类题目的数量以及计分详细情况见表 1。

（略）

1.2.3 调查方法

网络调查又称在线调查，是研究者以网络为载体，利用计算机和网络技术作为信息收集的渠道和平台，获得即时性数据的一种统计调查方法[3]。与传统纸笔调查法比较，网络调查不仅具有节省成本、收集数据快速和便利的特点，而且还可打破时空限制、减少调查对象填写问卷的担忧[4]。本调查以网络在线调查系统为载体，将设计好的 10 套调查问卷分别录入，调查对象通过问卷链接独立填写调查问卷。本调查在正式开始前进行了预调查，并根据预调查结果对各类人群的抽样方案以及调查问卷进行了完善。

1.2.4 质量控制

①开发的在线调查工具可自动剔除不完整的调查问卷。②随机生成调查问卷中知识型题目的选项顺序，避免调查对象之间相互抄袭。③设计自校验题目，即被调查对象所填写的两个关联性题目答案之间应该是符合逻辑关系的，若自校验题目之间的答案产生矛盾，说明被调查者很有可能未认真阅读和填写问卷，可将该问卷定义为低质量问卷。

1.3 统计学分析

采用 SPSS 21.0 数据分析软件对得到的数据进行统计分析，检验水准为 $\alpha=0.05$。对资料进行统计学描述，计量资料采用均数 + 标准差（$\overline{X} \pm S$），……。两样本均数的比较采用

两独立样的 t 检验；采用 Levene 方法进行方差齐性检验；……。$P<0.05$ 为差异有统计学意义。

2 结果与分析

2.1 问卷回收情况和一般情况分析

（略）

2.2 食品安全 KAP 的描述性分析

……。食品安全 KAP 得分由高到低依次为：食品从业人员（79.51 ± 11.71）、食品监管人员（74.33 ± 11.23）、食品专业技术人员（66.88 ± 15.28）。

2.3 三类人群食品安全 KAP 得分影响因素分析

（略）

2.3.6 培训情况

一年内参加过培训的食品从业人员、食品专业技术人员以及食品监管人员的食品安全 KAP 平均得分均高于未参加过培训的相应人员，差异有统计学意义（$P<0.05$），见表 9。

表 9 不同培训情况的三类人群 KAP 得分比较（$\bar{X} \pm S$）

Table 9 Comparison of KAP scores among three categories of people with different training situations

调查人群	一年内参加过培训	一年内未参加过培训	t/t'	P 值
食品从业人员	80.13 ± 11.23	72.53 ± 14.51	13.68	<0.05
食品专业技术人员	67.67 ± 14.83	53.93 ± 16.75	13.34	<0.05
食品监管人员	75.19 ± 10.65	69.20 ± 13.11	11.80	<0.05

3 讨论

3.1 三类人群食品安全 KAP 情况

（略）

3.2 食品安全 KAP 影响因素分析

（略）

3.2.6 培训情况

一年内参加过培训的三类人群 KAP 得分均明显高于未参加培训的人员，以往的研究[6, 15, 18-19]也支持这一结论。因此开展有效的食品安全知识和相关法律法规的培训，对提高相关人员食品安全知识水平、规范其行为十分有必要。食品企业或相关单位应设立专门的教育培训中心，制定具体方案，并注意培训内容和培训方式的针对性，对各部门人员进行统一的周期性培训，做到因人而异、因地制宜，并根据培训情况进行考核。

同时本研究具有一定的局限性：……。本研究采用自我报告法评估研究对象的行为，易受到调查对象主观意志的影响。最后，本研究为横断面研究，无法提供因果关系的信息。

（康晓平）

参考文献

[1] 方积乾 . 卫生统计学 . 7 版 . 北京：人民卫生出版社，2012.

[2] 颜艳，王彤 . 医学统计学 . 5 版 . 北京：人民卫生出版社，2020.

[3] 王燕，康晓平 . 卫生统计学教程 . 北京：北京大学医学出版社，2011.

[4] 康晓平 . 卫生统计学 . 北京：国家开放大学出版社，2022.

附录　统计用表

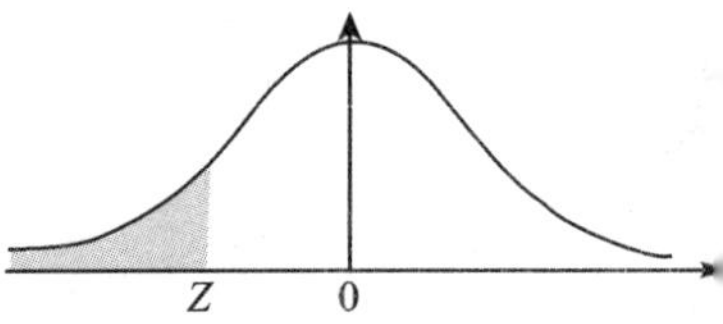

附表 1　标准正态分布曲线下的面积，$\Phi(-Z)$ 值

Z	0.00	0.01	0.02	0.03	0.04	0.05	0.06	0.07	0.08	0.09
−3.0	.0013	.0013	.0013	.0012	.0012	.0011	.0011	.0011	.0010	.0010
−2.9	.0019	.0018	.0018	.0017	.0016	.0016	.0015	.0015	.0014	.0014
−2.8	.0026	.0025	.0024	.0023	.0023	.0022	.0021	.0021	.0020	.0019
−2.7	.0035	.0034	.0033	.0032	.0031	.0030	.0029	.0028	.0027	.0026
−2.6	.0047	.0045	.0044	.0043	.0041	.0040	.0039	.0038	.0037	.0036
−2.5	.0062	.0060	.0059	.0057	.0055	.0054	.0052	.0051	.0049	.0048
−2.4	.0082	.0080	.0078	.0075	.0073	.0071	.0069	.0068	.0066	.0064
−2.3	.0107	.0104	.0102	.0099	.0096	.0094	.0091	.0089	.0087	.0084
−2.2	.0139	.0136	.0132	.0129	.0125	.0122	.0119	.0116	.0113	.0110
−2.1	.0179	.0174	.0170	.0166	.0162	.0158	.0154	.0150	.0146	.0143
−2.0	.0228	.0222	.0217	.0212	.0207	.0202	.0197	.0192	.0188	.0183
−1.9	.0287	.0281	.0274	.0268	.0262	.0256	.0250	.0244	.0239	.0233
−1.8	.0359	.0351	.0344	.0336	.0329	.0322	.0314	.0307	.0301	.0294
−1.7	.0446	.0436	.0427	.0418	.0409	.0401	.0392	.0384	.0375	.0367
−1.6	.0548	.0537	.0526	.0516	.0505	.0495	.0485	.0475	.0465	.0455
−1.5	.0668	.0655	.0643	.0630	.0618	.0606	.0594	.0582	.0571	.0559
−1.4	.0808	.0793	.0778	.0764	.0749	.0735	.0721	.0708	.0694	.0681
−1.3	.0968	.0951	.0934	.0918	.0901	.0885	.0869	.0853	.0838	.0823
−1.2	.1151	.1131	.1112	.1093	.1075	.1056	.1038	.1020	.1003	.0985
−1.1	.1357	.1335	.1314	.1292	.1271	.1251	.1230	.1210	.1190	.1170
−1.0	.1587	.1562	.1539	.1515	.1492	.1469	.1446	.1423	.1401	.1379
−0.9	.1841	.1814	.1788	.1762	.1736	.1711	.1685	.1660	.1635	.1611
−0.8	.2119	.2090	.2061	.2033	.2005	.1977	.1949	.1922	.1894	.1867
−0.7	.2420	.2389	.2358	.2327	.2296	.2266	.2236	.2206	.2177	.2148
−0.6	.2743	.2709	.2676	.2643	.2611	.2578	.2546	.2514	.2483	.2451
−0.5	.3085	.3050	.3015	.2981	.2946	.2912	.2877	.2843	.2810	.2776
−0.4	.3446	.3409	.3372	.3336	.3300	.3264	.3228	.3192	.3156	.3121
−0.3	.3821	.3783	.3745	.3707	.3669	.3632	.3594	.3557	.3520	.3483
−0.2	.4207	.4168	.4129	.4090	.4052	.4013	.3974	.3936	.3897	.3859
−0.1	.4602	.4562	.4522	.4483	.4443	.4404	.4364	.4325	.4286	.4247
−0.0	.5000	.4960	.4920	.4880	.4840	.4801	.4761	.4721	.4681	.4641

注：$\Phi(Z)=1-\Phi(-Z)$。

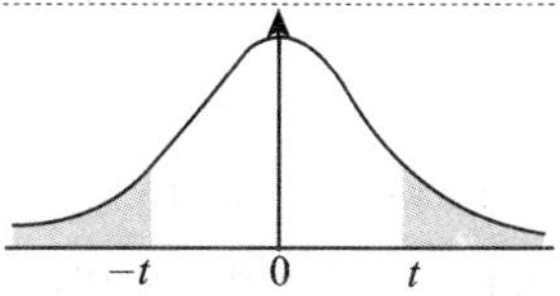

附表 2　t 界值表

自由度 ν	概率，P										
	单侧	0.25	0.20	0.10	0.05	0.025	0.01	0.005	0.0025	0.001	0.0005
	双侧	0.50	0.40	0.20	0.10	0.05	0.02	0.01	0.005	0.002	0.001
1		1.000	1.376	3.078	6.314	12.706	31.821	63.657	127.321	318.309	636.619
2		0.816	1.061	1.886	2.920	4.303	6.965	9.925	14.089	22.327	31.599
3		0.765	0.978	1.638	2.353	3.182	4.541	5.841	7.453	10.215	12.924
4		0.741	0.941	1.533	2.132	2.776	3.747	4.604	5.598	7.173	8.610
5		0.727	0.920	1.476	2.015	2.571	3.365	4.032	4.773	5.893	6.869
6		0.718	0.906	1.440	1.943	2.447	3.143	3.707	4.317	5.208	5.959
7		0.711	0.896	1.415	1.895	2.365	2.998	3.499	4.029	4.785	5.408
8		0.706	0.889	1.397	1.860	2.306	2.896	3.355	3.833	4.501	5.041
9		0.703	0.883	1.383	1.833	2.262	2.821	3.250	3.690	4.297	4.781
10		0.700	0.879	1.372	1.812	2.228	2.764	3.169	3.581	4.144	4.587
11		0.697	0.876	1.363	1.796	2.201	2.718	3.106	3.497	4.025	4.437
12		0.695	0.873	1.356	1.782	2.179	2.681	3.055	3.428	3.930	4.318
13		0.694	0.870	1.350	1.771	2.160	2.650	3.012	3.372	3.852	4.221
14		0.692	0.868	1.345	1.761	2.145	2.624	2.977	3.326	3.787	4.140
15		0.691	0.866	1.341	1.753	2.131	2.602	2.947	3.286	3.733	4.073
16		0.690	0.865	1.337	1.746	2.120	2.583	2.921	3.252	3.686	4.015
17		0.689	0.863	1.333	1.740	2.110	2.567	2.898	3.222	3.646	3.965
18		0.688	0.862	1.330	1.734	2.101	2.552	2.878	3.197	3.610	3.922
19		0.688	0.861	1.328	1.729	2.093	2.539	2.861	3.174	3.579	3.883
20		0.687	0.860	1.325	1.725	2.086	2.528	2.845	3.153	3.552	3.850
21		0.686	0.859	1.323	1.721	2.080	2.518	2.831	3.135	3.527	3.819
22		0.686	0.858	1.321	1.717	2.074	2.508	2.819	3.119	3.505	3.792
23		0.685	0.858	1.319	1.714	2.069	2.500	2.807	3.104	3.485	3.768
24		0.685	0.857	1.318	1.711	2.064	2.492	2.797	3.091	3.467	3.745
25		0.684	0.856	1.316	1.708	2.060	2.485	2.787	3.078	3.450	3.725
26		0.684	0.856	1.315	1.706	2.056	2.479	2.779	3.067	3.435	3.707
27		0.684	0.855	1.314	1.703	2.052	2.473	2.771	3.057	3.421	3.690
28		0.683	0.855	1.313	1.701	2.048	2.467	2.763	3.047	3.408	3.674
29		0.683	0.854	1.311	1.699	2.045	2.462	2.756	3.038	3.396	3.659
30		0.683	0.854	1.310	1.697	2.042	2.457	2.750	3.030	3.385	3.646
31		0.682	0.853	1.309	1.696	2.040	2.543	2.744	3.022	3.375	3.633
32		0.682	0.853	1.309	1.694	2.037	2.449	2.738	3.015	3.365	3.622
33		0.682	0.853	1.308	1.692	2.035	2.445	2.733	3.008	3.356	3.611
34		0.682	0.852	1.307	1.691	2.032	2.441	2.728	3.002	3.348	3.601
35		0.682	0.852	1.306	1.690	2.030	2.438	2.724	2.996	3.340	3.591
36		0.681	0.852	1.306	1.688	2.028	2.434	2.719	2.990	3.333	3.582
37		0.681	0.851	1.305	1.687	2.026	2.431	2.715	2.985	3.326	3.574
38		0.681	0.851	1.304	1.686	2.024	2.429	2.712	2.980	3.319	3.566
39		0.681	0.851	1.304	1.685	2.023	2.426	2.708	2.976	3.313	3.558
40		0.681	0.851	1.303	1.684	2.021	2.423	2.704	2.971	3.307	3.551
50		0.679	0.849	1.299	1.676	2.009	2.403	2.678	2.937	3.261	3.496
60		0.679	0.848	1.296	1.671	2.000	2.390	2.660	2.915	3.232	3.460
70		0.678	0.847	1.294	1.667	1.994	2.381	2.648	2.899	3.211	3.435
80		0.678	0.846	1.292	1.664	1.990	2.374	2.639	2.887	3.195	3.416
90		0.677	0.846	1.291	1.662	1.987	2.368	2.632	2.878	3.183	3.402
100		0.677	0.845	1.290	1.660	1.984	2.364	2.626	2.871	3.174	3.390
200		0.676	0.843	1.286	1.653	1.972	2.345	2.601	2.839	3.131	3.340
500		0.675	0.842	1.283	1.648	1.965	2.334	2.586	2.820	3.107	3.310
1000		0.675	0.842	1.282	1.646	1.962	2.330	2.581	2.813	3.098	3.300
∞		0.6745	0.8416	1.2816	1.6449	1.9600	2.3263	2.5758	2.8070	3.0902	3.2905

注：表上右上角图中的阴影部分表示概率 P，以后附表同此。

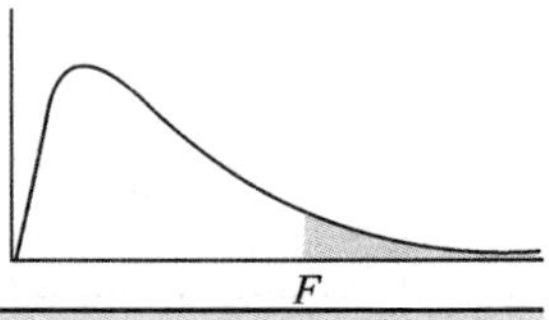

附表 3.1 方差分析用 F 界值表（1）

方差分析用（单尾）：上行概率 0.05，下行概率 0.01

两样本方差齐性检验用（双尾）：上行概率 0.10

分母的自由度（ν_2）	分子的自由度（ν_1）											
	1	2	3	4	5	6	7	8	9	10	11	12
1	161	200	216	225	230	234	237	239	241	242	243	224
	4052	4999	5403	5625	5764	5859	5928	5981	6022	6056	6082	6106
2	18.51	19.00	19.16	19.25	19.30	19.33	19.36	19.37	19.38	19.39	19.40	19.41
	98.49	99.00	99.17	99.25	99.30	99.33	99.34	99.36	99.38	99.40	99.41	99.42
3	10.13	9.55	9.28	9.12	9.01	8.94	8.88	8.84	8.81	8.78	8.76	8.74
	34.12	30.82	29.46	28.71	28.24	27.91	27.67	27.49	27.34	27.23	27.13	27.05
4	7.71	6.94	6.59	6.39	6.26	6.16	6.09	6.04	6.00	5.96	5.93	5.91
	21.20	18.00	16.69	15.98	15.52	15.21	14.98	14.80	14.66	14.54	14.45	14.37
5	6.61	5.79	5.41	5.19	5.05	4.95	4.88	4.82	4.78	4.74	4.70	4.68
	16.26	13.27	12.06	11.39	10.97	10.67	10.45	10.27	10.15	10.05	9.96	9.89
6	5.99	5.14	4.76	4.53	4.39	4.28	4.21	4.15	4.10	4.06	4.03	4.00
	13.74	10.92	9.78	9.15	8.75	8.47	8.26	8.10	7.98	7.87	7.79	7.72
7	5.59	4.74	4.35	4.12	3.97	3.87	3.79	3.73	3.68	3.63	3.60	3.57
	12.25	9.55	8.45	7.85	7.46	7.19	7.00	6.84	6.71	6.62	6.54	6.47
8	5.32	4.46	4.07	3.84	3.69	3.58	3.50	3.44	3.39	3.34	3.31	3.28
	11.26	8.65	7.59	7.01	6.63	6.37	6.19	6.03	5.91	5.82	5.74	5.67
9	5.12	4.26	3.86	3.63	3.48	3.37	3.29	3.23	3.18	3.13	3.10	3.07
	10.56	8.02	6.99	6.42	6.06	5.80	5.62	5.47	5.35	5.26	5.18	5.11
10	4.96	4.10	3.71	3.48	3.33	3.22	3.14	3.07	3.02	2.97	2.84	2.91
	10.04	7.56	6.55	5.99	5.64	5.39	5.21	5.06	4.95	4.85	4.78	4.71
11	4.84	3.98	3.59	3.36	3.20	3.09	3.01	2.95	2.90	2.86	2.82	2.76
	9.65	7.20	6.22	5.67	5.32	5.07	4.88	4.74	4.63	4.54	4.46	4.40
12	4.75	3.88	3.49	3.26	3.11	3.00	2.92	2.85	2.80	2.76	2.72	2.69
	9.33	6.93	5.95	5.41	5.06	4.82	4.65	4.50	4.39	4.30	4.22	4.16
13	4.67	3.80	3.41	3.18	3.02	2.92	2.84	2.77	2.72	2.67	2.63	2.60
	9.07	6.70	5.74	5.20	4.86	4.62	4.44	4.30	4.19	4.10	4.02	3.96
14	4.60	3.74	3.34	3.11	2.96	2.85	2.77	2.70	2.65	2.60	2.56	2.53
	8.86	6.51	5.56	5.03	4.69	4.46	4.28	4.14	4.03	3.94	3.86	3.80
15	4.54	3.68	3.29	3.06	2.90	2.79	2.70	2.64	2.59	2.55	2.51	2.48
	8.68	6.36	5.42	4.89	4.56	4.32	4.14	4.00	3.89	3.80	3.73	3.67
16	4.49	3.63	3.24	3.01	2.85	2.74	2.66	2.59	2.54	2.49	2.45	2.42
	8.53	6.23	5.29	4.77	4.44	4.20	4.03	3.89	3.78	3.69	3.61	3.55
17	4.45	3.59	3.20	2.96	2.81	2.70	2.62	2.55	2.50	2.45	2.41	2.38
	8.40	6.11	5.18	4.67	4.34	4.10	3.93	3.79	3.68	3.59	3.52	3.45
18	4.41	3.55	3.16	2.93	2.77	2.66	2.58	2.51	2.46	2.41	2.37	2.34
	8.28	6.01	5.09	4.58	4.25	4.01	3.85	3.71	3.60	3.51	3.44	3.37
19	4.38	3.52	3.13	2.90	2.74	2.63	2.55	2.48	2.43	2.38	2.34	2.31
	8.18	5.93	5.01	4.50	4.17	3.94	3.77	3.63	3.52	3.43	3.36	3.30
20	4.35	3.49	3.10	2.87	2.71	2.60	2.52	2.45	2.40	2.35	2.31	2.28
	8.10	5.85	4.94	4.43	4.10	3.87	3.71	3.56	3.45	3.37	3.30	3.23
21	4.32	3.47	3.07	2.84	2.68	2.57	2.49	2.42	2.37	2.32	2.28	2.25
	8.02	5.78	4.87	4.37	4.04	3.81	3.65	3.51	3.40	3.31	3.24	3.17
22	4.30	3.44	3.05	2.82	2.66	2.55	2.47	2.40	2.35	2.30	2.26	2.23
	7.94	5.72	4.82	4.31	3.99	3.76	3.59	3.45	3.35	3.26	3.18	3.12
23	4.28	3.42	3.03	2.80	2.64	2.53	2.45	2.38	2.32	2.28	2.24	3.20
	7.88	5.66	4.76	4.26	3.94	3.71	3.54	3.41	3.30	3.21	3.14	3.07
24	4.26	3.40	3.01	2.78	2.62	2.51	2.43	2.36	2.30	2.26	2.22	2.18
	7.82	5.61	4.72	4.22	3.90	3.67	3.50	3.36	3.25	3.17	3.09	3.03
25	4.24	3.38	2.99	2.76	2.60	2.49	2.41	2.34	2.28	2.24	2.20	2.16
	7.77	5.57	4.68	4.18	3.86	3.63	3.46	3.32	3.21	3.13	3.05	2.99

续表

分母的自由度（ν_2）	分子的自由度（ν_1）											
	1	2	3	4	5	6	7	8	9	10	11	12
26	4.22	3.37	2.98	2.74	2.59	2.47	2.39	2.32	2.27	2.22	2.18	2.15
	7.72	5.53	4.64	4.14	3.82	3.59	3.42	3.29	3.17	3.09	3.02	2.96
27	4.21	3.35	2.96	2.73	2.57	2.46	2.37	2.30	2.25	2.20	2.16	2.13
	7.68	5.49	4.60	4.11	3.79	3.56	3.39	3.26	3.14	3.06	2.98	2.93
28	4.20	3.34	2.96	2.71	2.56	2.44	2.36	2.29	2.24	2.19	2.15	2.12
	7.64	5.45	4.57	4.07	3.76	3.53	3.36	3.23	3.11	3.03	2.95	2.90
29	4.18	3.33	2.93	2.70	2.54	2.43	2.35	2.28	2.22	2.18	2.14	2.10
	7.60	5.42	4.54	4.04	3.73	3.50	3.33	3.20	3.08	3.00	2.92	2.87
30	4.17	3.32	2.92	2.69	2.53	2.42	2.34	2.27	2.21	2.16	2.12	2.09
	7.56	5.39	4.51	4.02	3.70	3.47	3.30	3.17	3.06	2.98	2.90	2.84
32	4.15	3.30	2.90	2.67	2.51	2.40	2.32	2.25	2.19	2.14	2.10	2.07
	7.50	5.34	4.46	3.97	3.66	3.42	3.25	3.12	3.01	2.94	2.86	2.80
34	4.13	3.28	2.88	2.65	2.49	2.38	2.30	2.23	2.17	2.12	2.08	2.05
	7.44	5.29	4.42	3.93	3.61	3.38	3.21	3.08	2.97	2.89	2.82	2.76
36	4.11	3.26	2.86	2.63	2.48	2.36	2.28	2.21	2.15	2.10	2.06	2.03
	7.39	5.25	4.38	3.89	3.58	3.35	3.18	3.04	2.94	2.86	2.78	2.72
38	4.10	3.25	2.85	2.62	2.46	2.35	2.26	2.19	2.14	2.09	2.05	2.02
	7.35	5.21	4.34	3.86	3.54	3.32	3.15	3.02	2.91	2.82	2.75	2.69
40	4.08	3.32	2.84	2.61	2.45	2.34	2.25	2.18	2.12	2.07	2.04	2.00
	7.31	5.18	4.31	3.83	3.51	3.29	3.12	2.99	2.88	2.80	2.73	2.66
42	4.07	3.22	2.83	2.59	2.44	2.32	2.24	2.17	2.11	2.06	2.02	1.99
	7.27	5.15	4.29	3.80	3.49	3.26	3.10	2.96	2.86	2.77	2.70	2.64
44	4.06	3.21	2.82	2.58	2.43	2.31	2.23	2.16	2.10	2.05	2.01	1.98
	7.24	5.12	4.26	3.78	3.46	3.24	3.07	2.94	2.84	2.75	2.68	2.62
46	4.05	3.20	2.81	2.57	2.42	2.30	2.22	2.14	2.09	2.04	2.00	1.97
	7.21	5.10	4.24	3.76	3.44	3.22	3.05	2.92	2.82	2.73	2.66	2.60
48	4.04	3.19	2.80	2.56	2.41	2.30	2.21	2.14	2.08	2.03	1.99	1.96
	7.19	5.08	4.22	3.74	3.42	3.20	3.04	2.90	2.80	2.71	2.64	2.58
50	4.03	3.18	2.79	2.56	2.40	2.29	2.20	2.13	2.07	2.02	1.98	1.95
	7.17	5.06	4.20	3.72	3.41	3.18	3.02	2.88	2.78	2.70	2.62	2.56
60	4.00	3.15	2.76	2.52	2.37	2.25	2.17	2.10	2.04	1.99	1.95	1.92
	7.08	4.98	4.13	3.65	3.34	3.12	2.95	2.82	2.72	2.63	2.56	2.50
70	3.98	3.13	2.74	2.50	2.35	2.23	2.14	2.07	2.01	1.97	1.93	1.89
	7.01	4.92	4.08	3.60	3.29	3.07	2.91	2.77	2.67	2.59	2.51	2.45
80	3.96	3.11	2.72	2.48	2.33	2.21	2.12	2.05	1.99	1.95	1.91	1.88
	6.96	4.88	4.04	3.56	3.25	3.04	2.87	2.74	2.64	2.55	2.48	2.41
100	3.94	3.09	2.70	2.46	2.30	2.19	2.10	2.03	1.97	1.92	1.88	1.85
	6.90	4.82	3.98	3.51	3.20	2.99	2.82	2.69	2.59	2.51	2.43	2.36
125	3.92	3.07	2.68	2.44	2.20	2.17	2.08	2.01	1.95	1.90	1.86	1.83
	6.84	4.78	3.94	3.47	3.17	2.95	2.79	2.65	2.56	2.47	2.40	2.33
150	3.91	3.06	2.67	2.43	2.27	2.16	2.07	2.00	1.94	1.89	1.85	1.82
	6.81	4.75	3.91	3.44	3.14	2.92	2.76	2.62	2.53	2.44	2.37	2.30
200	3.89	3.04	2.65	2.41	2.26	2.14	2.05	1.98	1.92	1.87	1.83	1.80
	6.76	4.71	3.88	3.41	3.11	2.90	2.73	2.60	2.50	2.41	2.34	2.28
400	3.86	3.02	2.62	2.39	2.23	2.12	2.03	1.96	1.90	1.85	1.81	1.78
	6.70	4.66	3.83	3.36	3.06	2.85	2.69	2.55	2.46	2.37	2.29	2.23
1000	3.85	3.00	2.61	2.38	2.22	2.10	2.02	1.95	1.89	1.84	1.80	1.76
	6.66	4.62	3.80	3.34	3.04	2.82	2.66	2.53	2.43	2.34	2.26	2.20
∞	3.84	2.99	2.60	2.37	2.21	2.09	2.01	1.94	1.88	1.83	1.79	1.75
	6.64	4.60	3.78	3.32	3.02	2.80	2.64	2.51	2.41	2.32	2.24	2.18

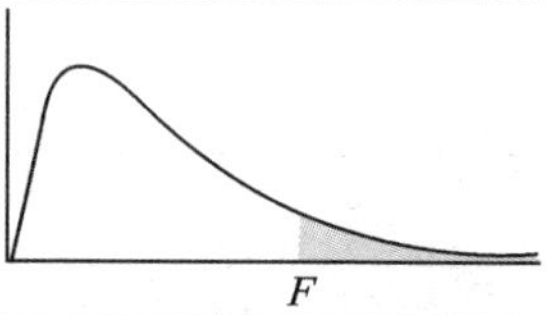

附表 3.2　方差分析用 F 界值表（2）

方差分析用（单尾）：上行概率 0.05，下行概率 0.01

两样本方差齐性检验用（双尾）：上行概率 0.10

分母的自由度（ν_2）	分子的自由度（ν_1）											
	14	16	20	24	30	40	50	75	100	200	500	∞
1	245	246	248	249	250	251	252	253	253	254	254	254
	6142	6169	6208	6234	6258	6286	6302	6323	6334	6352	6361	6366
2	19.42	19.43	19.44	19.45	19.46	19.47	19.47	19.48	19.49	19.49	19.50	19.50
	99.43	99.44	99.45	99.46	99.47	99.48	99.48	99.49	99.49	99.49	99.50	99.50
3	8.71	8.69	8.66	8.64	8.62	8.60	8.58	8.57	8.56	8.54	8.54	8.53
	26.92	26.83	26.69	26.60	26.50	26.41	26.35	26.27	26.23	26.18	26.14	26.12
4	5.87	5.84	5.80	5.77	5.74	5.71	5.70	5.68	5.66	5.65	5.64	5.63
	14.24	14.15	14.02	13.93	13.83	13.74	13.69	13.61	13.57	13.52	13.48	13.46
5	4.64	4.60	4.56	4.53	4.50	4.46	4.44	4.42	4.40	4.38	4.37	4.36
	9.77	9.68	9.55	9.47	9.38	9.29	9.24	9.17	9.13	9.07	9.04	9.02
6	3.96	3.92	3.87	3.84	3.81	3.77	3.75	3.72	3.71	3.69	3.68	3.67
	7.60	7.52	7.39	7.31	7.23	7.14	7.09	7.02	6.99	6.94	6.90	6.88
7	3.52	3.49	3.44	3.41	3.38	3.34	3.32	3.29	3.28	3.25	3.24	3.23
	6.35	6.27	6.15	6.07	5.98	5.90	5.85	5.78	5.75	5.70	5.67	5.65
8	3.23	3.20	3.15	3.12	3.08	3.05	3.03	3.00	2.98	2.96	2.94	2.93
	5.56	5.48	5.36	5.28	5.20	5.11	5.06	5.00	4.96	4.91	4.88	4.86
9	3.02	2.98	2.93	2.90	2.86	2.82	2.80	2.77	2.76	2.73	2.72	2.71
	5.00	4.92	4.80	4.73	4.64	4.56	4.51	4.45	4.41	4.36	4.33	4.31
10	2.86	2.82	2.77	2.74	2.70	2.67	2.64	2.61	2.59	2.56	2.55	2.54
	4.60	4.52	4.41	4.33	4.25	4.17	4.12	4.05	4.01	3.96	3.93	3.91
11	2.74	2.70	2.65	2.61	2.57	2.53	2.50	2.47	2.45	2.42	2.41	2.40
	4.29	4.21	4.10	4.02	3.94	3.86	3.80	3.74	3.70	3.66	3.62	3.60
12	2.64	2.60	2.54	2.50	2.46	2.42	2.40	2.36	2.35	2.32	2.31	2.30
	4.05	3.98	3.86	3.78	3.70	3.61	3.56	3.49	3.46	3.41	3.38	3.36
13	2.55	2.51	2.46	2.42	2.38	2.34	2.32	2.28	2.26	2.24	2.22	2.21
	3.85	3.78	3.67	3.59	3.51	3.42	3.37	3.30	3.27	3.21	3.18	3.16
14	2.48	2.44	2.39	2.35	2.31	2.27	2.24	2.21	2.19	2.16	2.14	2.13
	3.70	3.62	3.51	3.43	3.34	3.26	3.21	3.14	3.11	3.06	3.02	3.00
15	2.43	2.39	2.33	2.29	2.25	2.21	2.18	2.15	2.12	2.10	2.08	2.07
	3.56	3.48	3.36	3.29	3.20	3.12	3.07	3.00	2.97	2.92	2.89	2.87
16	2.37	2.33	2.28	2.24	2.20	2.16	2.13	2.09	2.07	2.04	2.02	2.01
	3.45	3.37	3.25	3.18	3.10	3.01	2.96	2.89	2.86	2.80	2.77	2.75
17	2.33	2.29	2.23	2.19	2.15	2.11	2.08	2.04	2.02	1.99	1.97	1.96
	3.35	3.27	3.16	3.08	3.00	2.92	2.86	2.79	2.76	2.70	2.67	2.65
18	2.29	2.25	2.19	2.15	2.11	2.07	2.04	2.00	1.98	1.95	1.93	1.92
	3.27	3.19	3.07	3.00	2.91	2.83	2.78	2.71	2.68	2.62	2.59	2.57
19	2.26	2.21	2.15	2.11	2.07	2.02	2.00	1.96	1.94	1.91	1.90	1.88
	3.19	3.12	3.00	2.92	2.84	2.76	2.70	2.63	2.60	2.54	2.51	2.48
20	2.23	2.18	2.12	2.08	2.04	1.99	1.96	1.92	1.90	1.87	1.85	1.84
	3.13	3.05	2.94	2.86	2.77	2.69	2.63	2.56	2.53	2.47	2.44	2.42
21	2.20	2.15	2.09	2.05	2.00	1.96	1.93	1.89	1.87	1.84	1.82	1.81
	3.07	2.99	2.88	2.80	2.72	2.63	2.58	2.51	2.47	2.42	2.38	2.36
22	2.18	2.13	2.07	2.03	1.98	1.93	1.91	1.87	1.84	1.81	1.80	1.78
	3.02	2.94	2.83	2.75	2.67	2.58	2.53	2.46	2.42	2.37	2.33	2.31
23	2.14	2.10	2.04	2.00	1.96	1.91	1.88	1.84	1.82	1.79	1.77	1.76
	2.97	2.89	2.78	2.70	2.62	2.53	2.48	2.41	2.37	2.32	2.28	2.26
24	2.13	2.09	2.02	1.98	1.94	1.89	1.86	1.82	1.80	1.76	17.74	1.73
	2.93	2.85	2.74	2.66	2.58	2.49	2.44	2.36	2.33	2.27	2.23	2.21
25	2.11	2.06	2.00	1.96	1.92	1.87	1.84	1.80	1.77	1.74	1.72	1.71
	2.89	2.81	2.70	2.62	2.54	2.45	2.40	2.32	2.29	2.23	2.19	2.17

续表

分母的自由度（ν_2）	分子的自由度，（ν_1）											
	14	16	20	24	30	40	50	75	100	200	500	∞
26	2.10	2.05	1.99	1.95	1.90	1.85	1.82	1.78	1.76	1.72	1.70	1.69
	2.86	2.77	2.66	2.58	2.50	2.41	2.36	2.28	2.25	2.19	2.15	2.13
27	2.08	2.03	1.97	1.93	1.88	1.84	1.80	1.76	1.74	1.71	1.68	1.67
	2.83	2.74	2.63	2.55	2.47	2.38	2.33	2.25	2.21	2.16	2.12	2.10
28	2.06	2.02	1.96	1.91	1.87	1.81	1.78	1.75	1.72	1.69	1.67	1.65
	2.80	2.71	2.60	2.52	2.44	2.35	2.30	2.22	2.18	2.13	2.09	2.06
29	2.05	2.00	1.94	1.90	1.85	1.80	1.77	1.73	1.71	1.68	1.65	1.64
	2.77	2.68	2.57	2.49	2.41	2.32	2.27	2.19	2.15	2.10	2.06	2.03
30	2.04	1.99	1.93	1.89	1.84	1.79	1.76	1.72	1.69	1.66	1.64	1.62
	2.74	2.66	2.55	2.47	2.38	2.29	2.24	2.16	2.13	2.07	2.03	2.01
32	2.02	1.97	1.91	1.86	1.82	1.76	1.74	1.69	1.67	1.64	1.61	1.59
	2.70	2.62	2.51	2.42	2.34	2.25	2.20	2.12	2.08	2.02	1.98	1.96
34	2.00	1.95	1.89	1.84	1.80	1.74	1.71	1.67	1.64	1.61	1.59	1.57
	2.66	2.58	2.47	2.38	2.30	2.21	2.15	2.08	2.04	1.98	1.94	1.91
36	1.98	1.93	1.87	1.82	1.78	1.72	1.69	1.65	1.62	1.59	1.56	1.55
	2.62	2.54	2.43	2.35	2.26	2.17	2.12	2.04	2.00	1.94	1.90	1.87
38	1.96	1.92	1.85	1.80	1.76	1.71	1.67	1.63	1.60	1.57	1.54	1.53
	2.59	2.51	2.40	2.32	2.22	2.14	2.08	2.00	1.97	1.90	1.86	1.84
40	1.95	1.90	1.84	1.79	1.74	1.69	1.66	1.61	1.59	1.55	1.53	1.51
	2.56	2.49	2.37	2.29	2.20	2.11	2.05	1.97	1.94	1.88	1.84	1.81
42	1.94	1.89	1.82	1.78	1.73	1.68	1.64	1.60	1.57	1.54	1.51	1.49
	2.54	2.46	2.35	2.26	2.17	2.08	2.02	1.94	1.91	1.85	1.80	1.78
44	1.92	1.88	1.81	1.76	1.72	1.66	1.63	1.58	1.56	1.52	1.50	1.48
	2.52	2.44	2.32	2.24	2.15	2.06	2.00	1.92	1.88	1.82	1.78	1.75
46	1.91	1.87	1.80	1.75	1.71	1.65	1.62	1.57	1.54	1.51	1.48	1.46
	2.50	2.42	2.30	2.22	2.13	2.04	1.98	1.90	1.86	1.80	1.76	1.72
48	1.90	1.86	1.79	1.74	1.70	1.64	1.61	1.56	1.53	1.50	1.47	1.45
	2.48	2.40	2.28	2.20	2.11	2.02	1.96	1.88	1.84	1.78	1.73	1.70
50	1.90	1.85	1.78	1.74	1.69	1.63	1.60	1.55	1.52	1.48	1.46	1.44
	2.46	2.39	2.26	2.18	2.10	2.00	1.94	1.86	1.82	1.76	1.71	1.68
60	1.86	1.81	1.75	1.70	1.65	1.59	1.56	1.50	1.48	1.44	1.41	1.39
	2.40	2.32	2.20	2.12	2.03	1.93	1.87	1.79	1.74	1.68	1.63	1.60
70	1.84	1.79	1.72	1.67	1.62	1.56	1.53	1.47	1.45	1.40	1.37	1.35
	2.35	2.28	2.15	2.07	1.98	1.88	1.82	1.74	1.69	1.62	1.56	1.53
80	1.82	1.77	1.70	1.65	1.60	1.54	1.51	1.45	1.42	1.38	1.35	1.32
	2.32	2.24	2.11	2.03	1.94	1.84	1.78	1.70	1.65	1.57	1.52	1.49
100	1.79	1.75	1.68	1.63	1.57	1.51	1.48	1.42	1.39	1.34	1.30	1.28
	2.26	2.19	2.06	1.98	1.89	1.79	1.73	1.64	1.59	1.51	1.46	1.43
125	1.77	1.72	1.65	1.60	1.55	1.49	1.45	1.39	1.36	1.31	1.27	1.25
	2.23	2.15	2.03	1.94	1.85	1.75	1.68	1.59	1.54	1.46	1.40	1.37
150	1.76	1.71	1.64	1.59	1.54	1.47	1.44	1.37	1.34	1.29	1.25	1.22
	2.20	2.12	2.00	1.91	1.83	1.72	1.66	1.56	1.51	1.43	1.37	1.33
200	1.74	1.69	1.62	1.57	1.52	1.45	1.42	1.35	1.32	1.26	1.22	1.19
	2.17	2.09	1.97	1.88	1.79	1.69	1.62	1.53	1.48	1.39	1.33	1.28
400	1.72	1.67	1.60	1.54	1.49	1.42	1.38	1.32	1.28	1.22	1.16	1.13
	2.12	2.04	1.92	1.84	1.74	1.64	1.57	1.47	1.42	1.32	1.24	1.19
1000	1.70	1.65	1.58	1.53	1.47	1.41	1.36	1.30	1.26	1.19	1.13	1.08
	2.09	2.01	1.89	1.81	1.71	1.61	1.54	1.44	1.38	1.28	1.19	1.11
∞	1.69	1.64	1.57	1.52	1.46	1.40	1.35	1.28	1.24	1.17	1.11	1.00
	2.07	1.99	1.87	1.79	1.69	1.59	1.52	1.41	1.36	1.25	1.15	1.00

附表 4　T 界值表（配对比较的符号秩和检验用）

n	单侧：0.05 双侧：0.10	0.025 0.05	0.01 0.02	0.005 0.010
5	0~15	—	—	—
6	2~19	0~21	—	—
7	3~25	2~26	0~28	—
8	5~31	3~33	1~35	0~36
9	8~37	5~40	3~42	1~44
10	10~45	8~47	5~50	3~52
11	13~53	10~56	7~59	5~61
12	17~61	13~65	9~69	7~71
13	21~70	17~74	12~79	9~82
14	25~80	21~84	15~90	12~93
15	30~90	25~95	19~101	15~105
16	35~101	29~107	23~113	19~117
17	41~112	34~119	27~126	23~130
18	47~124	40~131	32~139	27~144
19	53~137	46~144	37~153	32~158
20	60~150	52~158	43~167	37~173
21	67~164	58~173	49~182	42~189
22	75~178	65~188	55~198	48~205
23	83~193	73~203	62~214	54~222
24	91~209	81~219	69~231	61~239
25	100~225	89~236	76~249	68~257
26	110~241	98~253	84~267	75~276
27	119~259	107~271	92~286	83~295
28	130~276	116~290	101~305	91~315
29	140~295	126~309	110~325	100~335
30	151~314	137~328	120~345	109~356
31	163~333	147~349	130~366	118~378
32	175~353	159~369	140~388	128~400
33	187~374	170~391	151~410	138~423
34	200~395	182~413	162~433	148~447
35	213~417	195~435	173~457	159~471
36	227~439	208~458	185~481	171~495
37	241~462	221~482	198~505	182~521
38	256~485	235~506	211~530	194~547
39	271~509	249~531	224~556	207~573
40	286~534	264~556	238~582	220~600
41	302~559	279~582	252~609	233~628
42	319~584	294~609	266~637	247~656
43	336~610	310~636	281~665	261~685
44	353~637	327~663	296~694	276~714
45	371~664	343~692	312~723	291~744
46	389~692	361~720	328~753	307~774
47	407~721	378~750	345~783	322~806
48	426~750	396~780	362~814	339~837
49	446~779	415~810	379~846	355~870
50	466~809	434~841	397~878	373~902

附表 5 T 界值表（两样本比较的秩和检验用）

	单侧	双侧
1 行	P=0.05	P=0.10
2 行	P=0.025	P=0.05
3 行	P=0.01	P=0.02
4 行	P=0.005	P=0.01

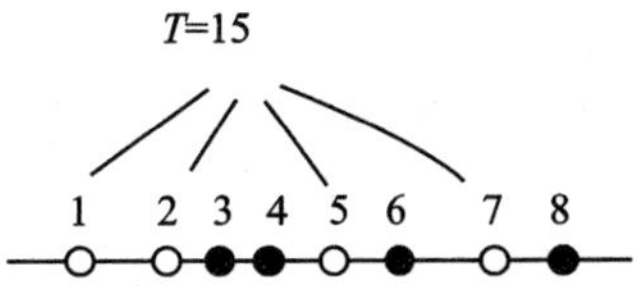

n_1	n_2-n_1										
（较小）	0	1	2	3	4	5	6	7	8	9	10
2				3~13	3~15	3~17	4~18	4~20	4~22	4~24	5~25
							3~19	3~21	3~23	3~25	4~26
3	6~15	6~18	7~20	8~22	8~25	9~27	10~29	10~32	11~34	11~37	12~39
			6~21	7~23	7~26	8~28	8~31	9~33	9~36	10~38	10~41
					6~27	6~30	7~32	7~35	7~38	8~40	8~43
							6~33	6~36	6~39	7~41	7~44
4	11~25	12~28	13~31	14~34	15~37	16~40	17~43	18~46	19~49	20~52	21~55
	10~26	11~29	12~32	13~35	14~38	14~42	15~45	16~48	17~51	18~54	19~57
		10~30	11~33	11~37	12~40	13~43	13~47	14~50	15~53	15~57	16~60
			10~34	10~38	11~41	11~45	12~48	12~52	13~55	13~59	14~62
5	19~36	20~40	21~44	23~47	24~51	26~54	27~58	28~62	30~65	31~69	33~72
	17~38	18~42	20~45	21~49	22~53	23~57	24~61	26~64	27~68	28~72	29~76
	16~39	17~43	18~47	19~51	20~55	21~59	22~63	23~67	24~71	25~75	26~79
	15~40	16~44	16~49	17~53	18~57	19~61	20~65	21~69	22~73	22~78	23~82
6	28~50	29~55	31~59	33~63	35~67	37~71	38~76	40~80	42~84	44~84	46~92
	26~52	27~57	29~61	31~65	32~70	34~74	35~79	37~83	38~88	40~92	42~96
	24~54	25~59	27~63	28~68	29~73	30~78	32~82	33~87	34~92	36~96	37~101
	23~55	24~60	25~65	26~70	27~75	28~80	30~84	31~89	32~94	33~99	34~104
7	39~66	41~71	43~76	45~81	47~86	49~91	52~95	54~100	56~105	58~110	61~114
	36~69	38~74	40~79	42~84	44~89	46~94	48~99	50~104	52~109	54~114	56~119
	34~71	35~77	37~82	39~87	40~93	42~98	44~103	45~109	47~114	49~119	51~124
	32~73	34~78	35~84	37~89	38~95	40~100	41~106	43~111	44~117	45~122	47~128
8	51~58	54~90	56~96	59~101	62~106	64~112	67~117	69~123	72~128	75~133	77~139
	49~87	51~93	53~99	55~105	58~110	60~116	62~122	65~127	67~133	70~138	72~144
	45~91	47~97	49~103	51~109	53~115	56~120	58~126	60~132	62~138	64~144	66~150
	43~93	45~99	47~105	49~111	51~117	53~123	54~130	56~136	58~142	60~148	62~154
9	66~105	69~111	72~117	75~123	78~129	81~135	84~141	87~147	90~153	93~159	96~165
	62~109	65~115	68~121	71~127	73~134	76~140	79~146	82~152	84~159	87~165	90~171
	59~112	61~119	63~126	66~132	68~139	71~145	73~152	76~158	78~165	81~171	83~178
	56~115	58~122	61~128	63~135	65~142	67~149	69~156	72~162	74~169	76~176	78~183
10	82~128	86~134	89~141	92~148	96~154	99~161	103~167	106~174	110~180	113~187	117~193
	78~132	81~139	84~146	88~152	91~159	94~166	97~173	100~180	103~187	107~193	110~200
	74~136	77~143	79~151	82~158	85~165	88~172	91~179	93~187	96~194	99~201	102~208
	71~139	73~147	76~154	79~161	81~169	84~176	86~184	89~191	192~198	94~206	97~213

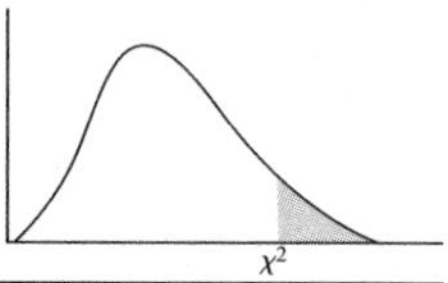

附表 6 χ^2 界值表

自由度	概率（P）												
（ν）	0.995	0.990	0.975	0.950	0.900	0.750	0.500	0.250	0.100	0.050	0.025	0.010	0.005
1					0.02	0.10	0.45	1.32	2.71	3.84	5.02	6.63	7.88
2	0.01	0.02	0.05	0.10	0.21	0.58	1.39	2.77	4.61	5.99	7.38	9.21	10.60
3	0.07	0.11	0.22	0.35	0.58	1.21	2.37	4.11	6.25	7.81	9.35	11.34	12.84
4	0.21	0.30	0.48	0.71	1.06	1.92	3.36	5.39	7.78	9.49	11.14	13.28	14.86
5	0.41	0.55	0.83	1.15	1.61	2.67	4.35	6.63	9.24	11.07	12.83	15.09	16.75
6	0.68	0.87	1.24	1.64	2.20	3.45	5.35	7.84	10.64	12.59	14.45	16.81	18.55
7	0.99	1.24	1.69	2.17	2.83	4.25	6.35	9.04	12.02	14.07	16.01	18.48	20.28
8	1.34	1.65	2.18	2.73	3.49	5.07	7.34	10.22	13.36	15.51	17.53	20.09	21.95
9	1.73	2.09	2.70	3.33	4.17	5.90	8.34	11.39	14.68	16.92	19.02	21.67	23.59
10	2.16	2.56	3.25	3.94	4.87	6.74	9.34	12.55	15.99	18.31	20.48	23.21	25.19
11	2.60	3.05	3.82	4.57	5.58	7.58	10.34	13.70	17.28	19.68	21.92	24.72	26.76
12	3.07	3.57	4.40	5.23	6.30	8.44	11.34	14.85	18.55	21.03	23.34	26.22	28.30
13	3.57	4.11	5.01	5.89	7.04	9.30	12.34	15.98	19.81	22.36	24.74	27.69	29.82
14	4.07	4.66	5.63	6.57	7.79	10.17	13.34	17.12	21.06	23.68	26.12	29.14	31.32
15	4.60	5.23	6.27	7.26	8.55	11.04	14.34	18.25	22.31	25.00	27.49	30.58	32.80
16	5.14	5.81	6.91	7.96	9.31	11.91	15.34	19.37	23.54	26.30	28.85	32.00	34.27
17	5.70	6.41	7.56	8.67	10.09	12.79	16.34	20.49	24.77	27.59	30.19	33.41	35.72
18	6.26	7.01	8.23	9.39	10.86	13.68	17.34	21.60	25.99	28.87	31.53	34.81	37.16
19	6.84	7.63	8.91	10.12	11.65	14.56	18.34	22.72	27.20	30.14	32.85	36.19	38.58
20	7.43	8.26	9.59	10.85	12.44	15.45	19.34	23.83	28.41	31.41	34.17	37.57	40.00
21	8.03	8.90	10.28	11.59	13.24	16.34	20.34	24.93	29.62	32.67	35.48	38.93	41.40
22	8.64	9.54	10.98	12.34	14.04	17.24	21.34	26.04	30.81	33.92	36.78	40.29	42.80
23	9.26	10.20	11.69	13.09	14.85	18.14	22.34	27.14	32.01	35.17	38.08	41.64	44.18
24	9.89	10.86	12.40	13.85	15.66	19.04	23.34	28.24	33.20	36.42	39.36	42.98	45.56
25	10.52	11.52	13.12	14.61	16.47	19.94	24.34	29.34	34.38	37.65	40.65	44.31	46.93
26	11.16	12.20	13.84	15.38	17.29	20.84	25.34	30.43	35.56	38.89	41.92	45.64	48.29
27	11.81	12.88	14.57	16.15	18.11	21.75	26.34	31.53	36.74	40.11	43.19	46.96	49.64
28	12.46	13.56	15.31	16.93	18.94	22.66	27.34	32.62	37.92	41.34	44.46	48.28	50.99
29	13.12	14.26	16.05	17.71	19.77	23.57	28.34	33.71	39.09	42.56	45.72	49.59	52.34
30	13.79	14.95	16.79	18.49	20.60	24.48	29.34	34.80	40.26	43.77	46.98	50.89	53.67
40	20.71	22.16	24.43	26.51	29.05	33.66	39.34	45.62	51.80	55.76	59.34	63.69	66.77
50	27.99	29.71	32.36	34.76	37.69	42.94	49.33	56.33	63.17	67.50	71.42	76.15	79.49
60	35.53	37.48	40.48	43.19	46.46	52.29	59.33	66.98	74.40	79.08	83.30	88.38	91.95
70	43.28	45.44	48.76	51.74	55.33	61.70	69.33	77.58	85.53	90.53	95.02	100.42	104.22
80	51.17	53.54	57.15	60.39	64.28	71.14	79.33	88.13	96.58	101.88	106.63	112.33	116.32
90	59.20	61.75	65.65	69.13	73.29	80.62	89.33	98.65	107.56	113.14	118.14	124.12	128.30
100	67.33	70.06	74.22	77.93	82.36	90.13	99.33	109.14	118.50	124.34	129.56	135.81	140.17

附表 7 随机数字表

编号	1 ~ 10					11 ~ 20					21 ~ 30					31 ~ 40					41 ~ 50				
1	22	17	68	65	81	68	95	23	92	35	87	02	22	57	51	61	09	43	95	06	58	24	82	03	47
2	19	36	27	59	46	13	79	93	37	55	39	77	32	77	09	85	52	05	30	62	47	83	51	62	74
3	16	77	23	02	77	09	61	87	25	21	28	06	24	25	93	16	71	13	59	78	23	05	47	47	25
4	78	43	76	71	61	20	44	90	32	64	97	67	63	99	61	46	38	03	93	22	69	81	21	99	21
5	03	28	28	26	08	73	37	32	04	05	69	30	16	09	05	88	69	58	28	99	35	07	44	75	47
6	93	22	53	64	39	07	10	63	76	35	87	03	04	79	88	08	13	13	85	51	55	34	57	72	69
7	78	76	58	54	74	92	38	70	96	92	52	06	79	79	45	82	63	18	27	44	69	66	92	19	09
8	23	68	35	26	00	99	53	93	61	28	52	70	05	48	34	56	65	05	61	86	90	92	10	70	80
9	15	39	25	70	99	93	86	52	77	65	15	33	59	05	28	22	87	26	07	47	86	96	98	29	06
10	58	71	96	30	24	18	46	23	34	27	85	13	99	24	44	49	18	09	79	49	74	16	32	23	02
11	57	35	27	33	72	24	53	63	94	09	41	10	76	47	91	44	04	95	49	66	39	60	04	59	81
12	48	50	86	54	48	22	06	34	72	52	82	21	15	65	20	33	29	94	71	11	15	91	29	12	03
13	61	96	48	95	03	07	16	39	33	66	98	56	10	56	79	77	21	30	27	12	90	49	22	23	62
14	36	93	89	41	26	29	70	83	63	51	99	74	20	52	36	87	09	41	15	09	98	60	16	03	03
15	18	87	00	42	31	57	90	12	02	07	23	47	37	17	31	54	08	01	88	63	39	41	88	92	10
16	88	56	53	27	59	33	35	72	67	47	77	34	55	45	70	08	18	27	38	90	16	95	86	70	75
17	09	72	95	84	29	49	41	31	06	70	42	38	06	45	18	64	84	73	31	65	52	53	37	97	15
18	12	96	88	17	31	65	19	69	02	83	60	75	86	90	68	24	64	19	35	51	56	61	87	39	12
19	85	94	57	24	16	92	09	84	38	76	22	00	27	69	85	29	81	94	78	70	21	94	47	90	12
20	38	64	43	59	98	98	77	87	68	07	91	51	67	62	44	40	98	05	93	78	23	32	65	41	18
21	53	44	09	42	72	00	41	86	79	79	68	47	22	00	20	35	55	31	51	51	00	83	63	22	55
22	40	76	66	26	84	57	99	99	90	37	36	63	32	08	58	37	40	13	68	97	87	64	81	07	83
23	02	17	79	18	05	12	59	52	57	02	22	07	90	47	03	28	14	11	30	79	20	69	22	40	98
24	95	17	82	06	53	31	51	10	96	46	92	06	88	07	77	56	11	50	81	69	40	23	72	51	39
25	35	76	22	42	92	96	11	83	44	80	34	68	35	48	77	33	42	40	90	60	73	96	53	97	86
26	26	29	31	56	41	85	47	04	66	08	34	72	57	59	13	82	43	80	46	15	38	26	61	70	04
27	77	80	20	75	82	72	82	32	99	90	63	95	73	76	63	89	73	44	99	05	48	67	26	43	18
28	46	40	66	44	52	91	36	74	43	53	30	82	13	54	00	78	45	63	98	35	55	03	36	67	68
29	37	56	08	18	09	77	53	84	46	47	31	91	18	95	58	24	16	74	11	53	44	10	13	85	57
30	61	65	61	68	66	37	27	47	39	19	84	83	70	07	48	52	21	40	06	71	95	06	79	88	54
31	93	43	69	64	07	34	18	04	52	35	56	27	09	24	86	61	85	53	83	45	19	90	70	99	00
32	21	96	60	12	99	11	20	99	45	18	48	13	93	55	34	18	37	79	49	90	65	97	38	20	46
33	95	20	47	97	97	27	37	83	28	71	00	06	41	41	74	45	89	09	39	84	51	67	11	52	49
34	97	86	21	78	73	10	65	81	92	59	58	76	17	14	97	04	76	62	16	17	17	95	70	45	80
35	69	92	06	34	13	59	71	74	17	32	27	55	10	24	19	23	71	82	13	74	63	52	52	01	41
36	04	31	17	21	56	33	73	99	19	87	26	72	39	27	67	53	77	57	68	93	60	61	97	22	61
37	61	06	98	03	91	87	14	77	43	96	43	00	65	98	50	45	60	33	01	07	98	99	46	50	47
38	85	93	85	86	88	72	87	08	62	40	16	06	10	89	20	23	21	34	74	97	76	38	03	29	63
39	21	74	32	47	45	73	96	07	94	53	09	65	90	77	47	25	76	16	19	33	53	05	70	53	30
40	15	69	53	82	80	79	96	23	53	10	65	39	07	16	29	45	33	02	43	70	02	87	40	41	45
41	02	89	08	04	49	20	21	14	68	86	87	63	93	95	17	11	29	01	95	80	35	14	97	35	33
42	87	18	15	89	79	85	43	01	72	73	08	61	74	51	69	89	74	39	82	15	94	51	33	41	67
43	98	83	71	94	22	59	97	50	99	52	08	52	85	08	40	87	80	61	65	31	91	51	80	32	44
44	10	08	58	21	66	72	68	49	29	31	89	85	84	46	06	59	73	19	85	23	65	09	29	75	63
45	47	90	56	10	08	88	02	84	27	83	42	29	72	23	19	66	56	45	65	79	20	71	53	20	25
46	22	85	61	68	90	49	64	92	85	44	16	40	12	89	88	50	14	49	81	06	01	82	77	45	12
47	67	80	43	79	33	12	83	11	41	16	25	58	19	68	70	77	02	54	00	52	53	43	37	15	26
48	27	62	50	96	72	79	44	61	40	15	14	53	40	65	39	27	31	58	50	28	11	39	03	34	25
49	33	78	80	87	15	38	30	06	38	21	14	47	47	07	26	54	96	87	53	32	40	36	40	96	76
50	13	13	92	66	99	47	24	49	57	74	32	25	43	62	17	10	97	11	69	84	99	63	22	32	98

附表 8　随机排列表（n=20）

编号	1	2	3	4	5	6	7	8	9	10	11	12	13	14	15	16	17	18	19	20	r_k
1	8	6	19	13	5	18	12	1	4	3	9	2	17	14	11	7	16	15	10	0	–0.632
2	8	19	7	6	11	14	2	13	5	17	9	12	0	16	15	1	4	10	18	3	–0.0632
3	18	1	10	13	17	2	0	3	8	15	7	4	19	12	5	14	9	11	6	16	0.1053
4	6	19	1	5	18	12	4	0	13	10	16	17	7	14	11	15	8	3	9	2	–0.0842
5	1	2	7	4	18	0	15	13	5	12	19	10	9	14	16	8	6	11	3	17	0.2000
6	11	19	2	15	14	10	8	12	1	17	4	3	0	9	16	6	13	7	18	5	–0.1053
7	14	3	16	7	9	2	15	12	11	4	13	19	8	1	18	6	0	5	17	10	–0.0526
8	3	2	16	6	1	13	17	19	8	14	0	15	9	18	11	5	4	10	7	12	0.0526
9	16	9	10	3	15	0	11	2	1	5	18	8	19	13	6	12	17	4	7	14	0.0947
10	4	11	18	6	0	8	12	16	17	3	2	9	5	7	19	10	15	13	14	1	0.0947
11	5	15	18	13	7	3	10	14	16	1	8	2	17	6	9	4	0	12	19	11	–0.0526
12	0	18	10	15	11	12	3	13	14	1	17	2	6	9	16	4	7	8	19	5	–0.0105
13	10	9	14	18	12	17	15	3	5	2	11	19	8	0	1	4	7	13	6	16	–0.1579
14	11	9	13	0	14	12	18	7	2	10	4	17	19	6	5	8	3	15	1	16	–0.0526
15	17	1	0	16	9	12	2	4	5	18	14	15	7	19	6	8	11	3	10	13	0.1053
16	17	1	5	2	8	12	15	13	19	14	7	16	6	3	9	10	4	11	0	18	0.0105
17	5	16	15	7	18	10	12	9	11	6	13	17	14	1	0	4	3	2	19	8	–0.2000
18	16	19	0	8	6	10	13	17	4	3	15	18	11	1	12	9	5	7	2	14	–0.1368
19	13	9	17	12	15	4	3	1	16	2	10	18	8	6	7	19	14	11	0	5	–0.1263
20	11	12	8	16	3	19	14	17	9	7	4	1	10	0	18	15	6	5	13	2	–0.2105
21	19	12	13	8	4	15	16	7	0	11	1	5	14	18	3	6	10	9	2	17	–0.1368
22	2	18	8	14	6	11	1	9	15	0	17	10	4	7	13	3	12	5	16	19	0.1158
23	9	16	17	18	5	7	12	2	4	10	0	13	8	3	14	15	6	11	1	19	–0.0632
24	15	0	14	6	1	2	9	8	18	4	10	17	3	12	16	11	19	13	7	5	0.1789
25	14	0	9	18	6	16	10	4	5	1	6	2	12	3	11	13	7	8	17	15	0.0526

后　记

经全国高等教育自学考试指导委员会同意，由医药学类专业委员会负责高等教育自学考试《实用卫生统计学》教材的审稿工作。

本教材由北京大学医学部康晓平教授担任主编，北京大学医学部何平平、郑迎东、易伟宁，中国医学科学院北京协和医院陈宏达参加编写。全书由康晓平教授统稿。

全国高等教育自学考试指导委员会医药学类专业委员会在北京组织了本教材的审稿工作。北京大学医学部安琳教授、中国疾病预防控制中心妇幼保健中心潘晓平研究员参加审稿，提出修改意见，谨向他们表示诚挚的谢意。

全国高等教育自学考试指导委员会医药学类专业委员会最后审定通过了本教材。

全国高等教育自学考试指导委员会
医药学类专业委员会
2023 年 5 月